热点·平庸·精彩

——医学研究热点辨识

秦晓群 ◎ 著

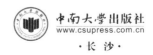
中南大学出版社
www.csupress.com.cn

·长沙·

序 Preface

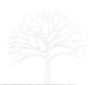

从热点中淘炼精彩

在基础医学研究中耕耘了 40 多年，我真切体验到这个领域的深刻变化。从研究话题、科学理念，到研究方法和关注热点，说是"日新月异"可能有所夸张，"总把新桃换旧符"好像又不足以表现其变化之快。从 20 世纪80 年代我还是一名研究生开始，氧自由基、分子生物学、缺血再灌注损伤、细胞凋亡、分子伴侣、人类基因组、蛋白质组、转录组、代谢组、干细胞，到近年的代谢重编程、细胞极化、内质网应激、自噬、表观遗传学、非编码RNA、三维基因组学……热点话题目不暇接。热点话题的变换之快，相信固然有某种内在规律的推动，也不排除有非纯学术的动机存在。当学术研究与利益联系的时候，热点话题的转换可能被利益所驱使。

多年的耳濡目染，看文献、听学术报告、评阅论文、评审项目和成果，看到了大量的热点话题中塞满了平庸。所谓热点话题中的平庸，我指的是一些研究并未发现和提出新的科学问题，只是贴上某个热点的"标签"。对这样的研究，作为审稿人或评审人，你可能难以直接作出否定的评价，但发现不了其中的任何美感。这样的平庸由于结合了热点，文章竟然还容易发表，有时候影响因子还不低，又容易形成"套路"，成为科研"代工"的主要内容。于是，人们趋之若鹜，热点变得灼手。"下里巴人和者众"，影响因子上去了，"阳春白雪"就没有市场了，逆淘汰。

对科研热点，我的反应总是比别人稍慢，不是轻慢科研热点，而是担心被其中的平庸"同化"。大部分热点之所以形成，还是有其科学的必然性，有研究的价值和意义。我得在理解了热点的本质和意义的基础上，仔细思考该热点对我所关注的科学问题有什么用处，是否能够解释我以前未能解释的现象，解决我以前未能解决的问题。例如，DNA 甲基化修饰的研究，我是在其成为热点的若干年之后，在思路上解决了甲基化定位和调控的序列特异性研究策略之后，将其引入我一直在研究的"整合素分子在气道疾病中的调控作用研究"中，并申报获得了新的项目立项。

热点犹如丰富的矿藏，尽管有许多杂质，仍然值得我们从中去挖掘、淬炼其中的精华。从现有热点的逻辑框架中排除平庸的成分，深度挖掘科学问题，寻找创新的切入点，形成新的、独立的学术思想，拓展出新的研究课题。对职业科研人员而言，科研中最关键、最具挑战性的环节莫过于科研选题，大多数项目申请的失败来自选题的平庸。精彩的选题或是来自自身或团队科学研究的继承和连续，或是从文献中、从热点中获得新的灵感。运用逻辑思辨，从热点中清除平庸、挖掘出学术美感，淬炼提取新的优美的学术思想，形成独立的创新课题。这就是本书的写作初衷，希望能够引起更多同道的共鸣。

本书选择了医学和生命科学领域近年的 30 个研究热点，对热点成为热点的原因进行分析，论述该热点当前的主要成就和知识框架，指出在该领域中所存在的平庸或逻辑缺陷，挖掘深刻的、新的科学问题，提示或暗示有潜力的新课题。对整个生命科学和医学而言，30 个热点话题不过是冰山一角，更多的话题和热点未予讨论，或因本人知识和视野所限，或因一己之力不可能穷尽这浩大领域的所有热点话题。其中错误，难以避免，欢迎指正。我有一句常说的话：宁愿被人指责为谬误，不愿让别人笑话自己的平庸。唯愿能做到抛砖引玉，引发更多读者思考，理性看待研究热点。科研需要思考、需要逻辑、需要美感。

本书的风格可能会受到读者的批评，整书居然没有一篇参考文献！并非笔者有意做出离经叛道、哗众取宠之举，确系基于两点考虑：一是本书中阐述的观点和事实大多是众所周知的共识和认定的常识，并非一人之专利。若列举某个人或某几个人的参考文献，非但起不到尊重原创的作用，反而可能不准确，对其他作者而言不公平。二是本书不是以介绍系统的知识为目的，不想写成一般的综述的风格，列举大量的参考文献，显得引经据典，过于刻板，陡增篇幅，不如无拘无束，自由漫谈，来得清爽。

目录 Contents

科学研究的逻辑目标

　　人类的任何行为一定是为了某个目标。科学研究的目标或者是为了解决生产和生活中存在的困难，或者是为了对某种现象进行解释，甚至纯粹就是满足好奇心或丰富人类的文化知识。不过，从逻辑角度，无非是求证客观世界事物发生的内在和外在因果关系、物质运动及其性质和强度在时间和空间中运动的规律，以及多因素复杂系统运动的控制机制。在医学和生命科学领域，研究功能活动的物理化学机制、生理病理意义；研究疾病发生的因果关系和机制；研究机体和环境多因素相互作用对人类健康和疾病的影响；等等。本文将从因果关系求证、变化趋势的动力学描述和解释、多因素复杂系统的谱学特征描述 3 个方面论述科学研究的逻辑目标。

一、因果关系求证

科学的基本信念：任何事物的变化都存在原因，而任何事物变化的本身又会成为另一些变化的原因。整个世界就是由无数的因果关系构成。因果关系都是可以探测，可以确定的。"上帝不掷骰子"。尽管在微观领域的量子力学中常常呈现不确定的因果关系，但在我们关注的生命和医学尺度，到目前为止的经验都让我们相信普遍的确定的因果关系，并且可以测量。我们的世界是可知的，除了那些"超自然现象"，如果确实存在的话。

(一) 质的因果关系表象

因果关系最直观的表象为在干预因素作用下物质的形态结构、空间位置或运动状态发生了改变。我将导致这种物质性质类的关系称为"质的因果关系"。

器官、组织、细胞、亚细胞结构、生物大分子如蛋白质和核酸的结构或构型变化，通常是生物体在刺激作用下的直接改变或者是机体对刺激的一种应答，是产生功能变化的基础。现代医学正是基于这样的基本信念对疾病作出诊断。严格意义上，纯粹的"非器质性病变"是不成立的。同样，我们坚信，任何生命现象都可以获得微观层面的机制解释，都可以还原为大自然基本的物理化学过程。当然，生命现象表现为更高层次的复杂系统。

细胞和生物组织是高度组织化的结构，即各物质成分在空间的位置和分布被精确控制并与功能状态相联系。刺激或干预有可能改变物质的空间位置和分布，当然也可看成机体的应答。细胞内普遍存在的受体、离子通道的迁移和再分布，经常性调控细胞应答功能。许多信号分子的组装及穿过核膜等膜性结构，在细胞内不同的区域间再分布，既是功能应答，也成为研究者的检测指标。

细胞和组织在刺激或干预下出现的运动状态的改变，如肌肉的收缩与舒张的状态、收缩的强度和频率、收缩活动的节律改变等，显然是应答方式。神经细胞的脉冲放电强度和放电频率也与此类似。另外还有细胞的迁移、精子的运动、黏膜或上皮的纤毛摆动等也呈现运动状态的调变。

（二）量的因果关系表象

经常可以看到两事物变化在数量上的关联，很容易在逻辑上推断二者可能存在因果联系。用数学语言描述，二者分别被称作自变量和因变量。基于此，大量的物理现象的规律得以用精确的数学规律或函数表述。医学研究中，经常用到剂量—效应关系、时间—反应关系等，通过对两个变量的数值拟合，获得数学拟合方程或经验公式，揭示二者之间的因果关系。

然而，目前很多生物或医学问题没有能够直接获得精确的数学描述，因此因果联系仅仅是经验性的或间接推测。例如，我们在研究中经常用相关性描述两个事物变化的量的关系，计算相关系数，进行相关性检验，推断出线性或非线性相关。甚至推断出经验性方程，但这些方程很多情况下我们是不理解其意义的。也就是说我们不能得到确切的因果联系。近年来风行的大数据分析其实就是企图从数量相关性中寻找可能存在的因果联系线索，为更为直接的因果联系思考提供切入点。当然有时候也会得出"啤酒与纸尿裤相关"这类令人哭笑不得的结论。因此我们认识到，大数据只是提供因果联系可能的线索的工具，不能代替直接的因果关系验证实验。同样，基于大数据的机器学习也只能在表面探寻两个事物之间的经验性关联，如果过于依赖，人类在理性思维能力方面可能会"退化"成懒惰的一群。

(三) 因果链或因果网络

在生命活动和细胞代谢活动中，连续的因果联系构成的因果链条几乎是普遍现象。例如糖代谢中的糖酵解过程、三羧酸循环、线粒体氧化呼吸链，又如肾素—血管紧张素—醛固酮系统、跨膜信号转导的受体—G 蛋白—效应器酶—第二信使等。我们称之为"级联反应"的因果链无处不在。我常常在想，生物体为什么不能从"出发点"经过简单而直接的步骤到达"目的点"，就像英文 26 个字母直接从 A 到 Z 那样，简洁而明快，而要这样"转弯抹角"，经过多个中间传递节点？其意义何在？从纯粹的逻辑上推测，这样的因果链级联反应设计至少有两个好处：一是多个传递环节使信号在传输过程中的强度得到放大，我们通常描述为"瀑布式放大"；二是多个节点的存在为对这一过程进行精细调控提供了可能，多方面的因素经过多靶点的调节，使信号传递更为有效、安全。此外，多节点也可以允许不同的因果链之间形成交叉联系。

因果链之间的交叉联系构成因果网络，是细胞内的普遍现象。因果网络使得系统的复杂性更高，系统维持稳态的能力更强，容错性更好。在一个强大而稳固的网络内，偶然或随机的扰动只能够引起些许轻微而短暂的涨落"涟漪"，并很快恢复平静。在我们常常采用的基因敲除实验中，如果是唯一的真正重要的基因被敲除，则动物不能够出生和成活，我们也就不能建立有用的实验模型，无从进行研究和实验。但如果敲除某个基因后能够建立活的动物模型，则说明该基因可能不是唯一的或最重要的，机体存在"替代途径"。

(四) 外在因素与内在因素

毛泽东在《矛盾论》中有一段著名的论述："外因是事物变化的条件，内因是事物变化的依据，外因通过内因而起作用。"疾病是外在致病因素和机体内在因素相互作用的结果。当前，解释疾病发生的研究中，外在致病因素显然得到了足够的重视，而内在因素往往容易被忽视。

外在因素包括直接的致病因素，目前还包括某些不那么确定、不那么直接或不太可能唯一的"诱发因素"和"危险因素"。直接致病因素是强度超过了生物组织承受力并直接导致组织损伤的物理、化学、机械作用力，以及致病的微生物、寄生虫的破坏力或毒素。这些外在的致病因素是近代和现代医学主要关注的对象，直到今天，仍然是解释疾病机制和防治的首要目标。现在大多数疾病动物模型的制备仍然通过模拟这些外在因素实现。而那些可能不直接造成明显伤害却起着次要作用的条件或生活方式常被称作"诱发因素"和"危险因素"，有些源自外部，如"环境激素"对代谢性疾病；有些源自内部，如"肥胖"对高血压病和糖尿病。

在相同的外部条件下表现出的不同个体的反应和表型可能来自内在因素的差异。"易感人群""家族聚集""易感体质"等描述的现象可能与个体的遗传特点、文化习俗、生活方式关联，属于内在因素范畴。"病变高发部位"或"易感部位"，则显然是与内在因素有关。以幽门螺杆菌感染性胃黏膜炎为例，虽然已经确认幽门螺杆菌是直接的外在因素，但在有效的药物足疗程治疗后，患者很可能出现复发感染；即便是患者的亲密家人共同在一起生活，有些人却不出现幽门螺杆菌感染。这是典型的"易感体质"，其机制至今未得到解释。其次，幽门螺杆菌为何只在胃黏膜下定植生长而不侵蚀其他组织器官？这种特殊易感部位现象普遍存在，如呼吸道上皮与哮喘、某些固定部位的皮肤病等，仍然有许多问题待解释。在胃黏膜炎症发病机制中，还存在一些诱发因素如"受寒"、饮用咖啡或牛奶等、进食某些类型的食物、精神紧张，等等，也有待解释。

二、变化趋势的动力学描述和解释

生物医学研究的部分领域已经开始进入定量描述。观察特定条件下系统运行的某些指标的数值变化的趋势，建立数学模型描述其动力学方程，预测系统的转归，并为深刻解释系统运行的内在机制提供线索和启迪。

(一)线性增速和线性减速

功能系统的输出值随时间呈线性增加或线性降低，可以直接而明确地说明系统的加速或减速。所谓线性，意味着可由直线方程即一元一次方程描述。单一的驱动因素导致系统输出值的匀速增减，或是由某种驱动力仅仅随时间的变化而产生的结果。线性变化直观而简洁地揭示因果关系，得到研究者的偏好。人们通常以线性回归方程解释实验数据。然而，如果扩大自变量的观察区段，则不能保证在全域段的输出行为始终呈现直线。因此，可以认为线性行为不过是全域中部分区段的"近似"，而非线性则可能是更普遍的行为方式。

(二)非线性动力学模式

前文述及，非线性是自然界更为普遍的变化模式。非线性意指不能用直线或一次方程描述，则可能用二次或多次方程、指数方程、周期性函数等描述。呈现抛物线、指数曲线等，具有饱和现象，提示系统驱动不是单一因素，而是复杂系统。复杂系统正是生命的普遍表现，如"S"形曲线在生命活动中的普遍存在。列举3个层次的"S"形曲线说明其普遍性。

（1）血红蛋白氧离曲线，即血红蛋白氧饱和度随氧分压变化的关系。反应：$Hb+O_2 \longrightarrow HbO_2$，$[HbO_2]/[Hb]$ $[O_2]=k$（k 是在一定温度和压力下的常数）。其机制为 1 个血红蛋白分子存在 4 个 O_2 的结合位点，这些位点和 O_2 的亲和力与已经结合的氧的数量成正比，即存在一种正反馈。在众多血红蛋白分子的集合效应上表现出"S"形曲线：氧分压较低时，结合的氧分子数量少，血红蛋白与氧的亲和力较低并依赖已经结合的氧量，表现出曲线始段的低平，随着氧分压升高，亲和力及结合量迅速呈指数型增高，构成曲线中段，也是血红蛋白主要的工作区段。氧分压较高时，血红蛋白的氧结合位点趋近饱和，氧饱和度增速趋近缓慢，构成曲线的终段。"S"形曲线的效应和生理意义：实现血红蛋白的肺换气和组织换气。

（2）肺内压力—容积曲线，又称肺顺应性曲线，是肺容积随肺内压力变化的曲线。一次吸气和呼气(一个呼吸周期)构成一个闭合的压力容积环，可反映一次呼吸所做的功。如果将环拆开，即单独考虑吸气或呼气，则压力—容积曲线也呈现"S"形。肺泡内表面覆盖一薄层液体，与肺泡内气体构成球形液—气界面，产生使球形肺泡缩小的表面张力。该表面张力增高肺泡内气体的压力，作为外部气体进入肺泡扩张肺泡体积的阻力。肺泡内压力(P)在一定的肺泡表面张力(T)的作用下与肺泡半径(r)成反比，即 Laplace 关系：$P=2T/r$。这一关系使得肺泡扩张的扩张顺服性即肺顺应性表现出对肺泡初始容积的依赖性。在此基础上，肺泡内Ⅱ型细胞分泌的表面活性物质分布于液—气界面上可降低表面张力，参与肺顺应性的调节。肺组织弹性纤维的回缩力可限制肺泡的扩张，参与构成吸气的阻力。在肺泡体积较小时吸气，阻力大而顺应性较低，肺泡扩张缓慢，构成曲线始段；随着肺泡体积增大，顺应性增大，肺泡可快速扩张，形成曲线中段；而当肺泡扩张程度较大时，表面活性物质分布的密度降低，其降低表面张力的能力随之削弱，表面张力作用逐渐增强，同时肺组织弹性纤维的拉长接近极限，肺顺应性或肺泡扩张程度趋近饱和，达到曲线的终段。肺顺应性曲线的生理意义在于肺在自然呼吸时处于曲线中段，工作阻力最小、顺应性最高，避免肺在较小的初始体积下或在过度扩张下工作。

（3）种群或细胞生长曲线。细胞培养或细菌培养时，群落数随培养世代呈"S"曲线关系。其形成原理一是某世代的细胞数依赖其上一世代的细胞数呈指数型增长（初始条件敏感依赖性），而在培养后期，细胞数趋近饱和或极限，是由于有限的营养和有限的生存空间（边界条件）的限制。

以上列举了分子、器官组织、种群3个层次的"S"曲线的动力学趋势的例子，尽管各自形成的机制不同，生物学意义各异，但似乎有相似的动力学规律：$dX/dt = kX$

$(T-X)$（X 为变量，T 为边界条件给定的限制），表现出矛盾体的非线性运动。

（三）双相、双峰、周期及阈值和拐点

在单一因素作用下，系统的效应输出常常呈现抛物线样的先升高后降低的"双相"形反应，如肌肉的收缩与初长度的关系、某些药物或激素在不同浓度时的效应等。细胞内的某些分子的磷酸化等修饰甚至出现随时间变化的"双峰"，女性月经周期中雌激素水平也呈"双峰"波动。"双相"和"双峰"模式提示不同浓度或强度刺激启动了不同受体或信号机制，而这些不同受体或机制的最终效应是相反的。

周期性变化是大家比较熟悉的模式。周期性活动是"生物钟"的基础，是内源性周期活动与外源性周期活动同步的结果。周期性变化最本质的原因是负反馈系统造成的振荡或涨落循环，或者是负反馈调定点的周期波动。

阈值和拐点现象在生命现象中也经常出现。阈值的概念：机能活动状态跃迁前一种改变所必须累积达到的最小值或临界值。在临界点，输出值或变化速率突变，也就是拐点。阈现象的动力学机制：驱动力和阻力消长的临界点（平衡点）。如细胞发生动作电位前膜电位去极化必须达到阈电位这样一个临界值。动作电位的去极化过程是

电压依赖性钠通道的激活开放，其本身是正反馈的，是一种正向驱动力。若仅仅如此，初始刺激哪怕只激活1个钠通道，通过正反馈最终势必激活所有钠通道，也就无所谓阈电位一说。既然存在阈电位现象，说明还存在一种负向阻力，就是钾离子的背景性外流。钾离子的外流是维持静息电位平稳的机制，一旦膜电位发生微小的去极化波动则钾离子即刻外流，将膜电位恢复到静息电位稳态。因此存在：驱动力为再生性钠电流，即钠电导 G_{Na} 随膜电位 E_m 变化的速率（dG_{Na}/dE_m）与膜电位（E_m）与静息电位（E_K）的差（$E_m - E_K$）成正比，即 $dG_{Na}/dE_m = k_1 \times (E_m - E_K)$。阻力为背景性钾电流，钾电导（$G_K$）随膜电位（$E_m$）变化的速率（$dG_K/dE_m$）为常数 k_2，即 $dG_K/dE_m = k_2$。只有初始刺激导致的钠电导增加速率超过钾电导速率时，膜电位去极化才不会被钾外流清除。在临界点电位时，两种电导增加速率相等，阈电位 $E_m = k_2/k_1 + E_K$。

三、多因素复杂系统的谱学特征描述

前述因果链及因果网络构成生命的多因素复杂系统。因果链和因果网络问题是当前生命科学和医学研究的热点。研究的策略或关注点不再像过去那样只盯住一个因子或一个点，而是鸟瞰系统中的全体对象。各种组学研究关注因素的全体，采用组学或谱学的研究策略，描述所有可能参与某一过程的因子随时间的动态变化及各因子的相对强度，以及整体随时间变化的规律，即"谱学特征"。例如，以前我们经常看到大量的关于某种细胞因子（如白细胞介素）参与某个器官的急性或慢性炎症，不同的作者报道的细胞因子不同；同一作者研究同一病变时，在不同的时间可能认定不同的细胞因子；等等。总而言之，逻辑上混乱而缺少美感。理论上，众多不同的细胞因子的存在应该有不同的意义和作用，相互之间一般而言应不可替代，这才符合生命的"经济原则"。那么，不同的细胞因子应该在不同的时间或不同的功能状态下展现不同的强度或贡献度，这正是组学或谱学特征。组学和谱学研究需要建立复杂的计算模型，为疾病的精准分型和精准治疗提供依据。

"混沌"的非编码 RNA 调控

遗传中心法则指出：生命的全部信息储存于 DNA 的序列中，一部分作为遗传保存的复制版本，另一部分转录成 RNA。一部分 RNA 将信息密码从 DNA 上"复印"下来，进而作为模板翻译成蛋白质的氨基酸序列，实现基因的功能。这部分 RNA 就是信使 RNA（mRNA），属于编码 RNA。另外大部分 RNA 不编码蛋白质序列，属于非编码 RNA。

一、非编码 RNA 是"暗物质"还是"显物质"

非编码 RNA 是单链的核糖核酸，经常弯曲成一个发卡状。近年来也发现有些与 mRNA 相似的形成首尾相连的环状 RNA。曾经很长一段时间，我对非编码 RNA 以及与其互补并保留版本的 DNA 的生物学意义不了解，将它们视作垃圾或"暗物质"。然而，人类基因组测序揭示，人类基因组中能编码蛋白质的 DNA 竟然只占整个基因组的 3%~5%。有相当多的 DNA 只转录成 RNA，却不编码蛋白质，该种 RNA 属于非编码 RNA，其数量远远大于编码蛋白质的 mRNA。继而发现，随着生物进化程度的提高，非编码区域居然在基因组中的比例增大。在结核分枝杆菌中，编码区占比 98%，非编码区不到 2%；低等生物线虫的非编码区约占 40%，果蝇中非编码区占比达 80%。在人类基因组中，能编码蛋白质的基因有 2 万~2.5 万个，只占整个基因组的不到 2%，而基因组中的非编码 RNA 的比例高达 98%。可见，生物进化得越高等，其基因组中非编码 RNA 的比例越高。如此说明，非编码 RNA 或 DNA 中的非编码区绝非垃圾或"暗物质"，而应是具有生物学意义的"显物质"。那么，非编码 RNA 究竟有多少类别，在生命过程中发挥什么作用呢？

二、非编码 RNA 的类别和作用

依据片段长度，非编码 RNA 可分为长非编码 RNA 和小非编码 RNA。长非编码 RNA 的结构类似 mRNA，但不像 mRNA 那样可以翻译成蛋白质，可称其为假基因。长非编码 RNA 的功能可调节与其在空间上临近的、序列同源的 mRNA 的转录和翻译。小非编码 RNA 有很多种，其中 microRNA 数量众多，目前已在人类体内发现将近 1500 个不同的 microRNA。microRNA 按照碱基互补配对原则识别相应的目标 mRNA，促使后者被降解，终止其翻译成蛋白质，参与基因的转录后调控。几乎所有的 microRNA 都发挥负性调控作用，通过切断 mRNA 而终止基因的转录过程，或者影响蛋白质的翻译过程，破坏蛋白质的正常功能，在细胞分化和癌症的发生发展中发挥重要作用。另外，小非编码 RNA 中数量比较多的还有 snoRNA，参与 RNA 剪接和 RNA 修饰。

越来越多的研究表明，非编码 RNA 广泛参与生命现象的各个环节，如生长、分化、发育、免疫，在肿瘤的形成中也具有重要的调控作用。因为非编码 RNA 的调节作用，DNA 和蛋白质的正常生物学功能得以做到及时、足量和适可而止。正因为这样，非编码 RNA 才能够在物种千万年的漫长进化中被选择和保留下来。也正是基于这样的认识，非编码 RNA 成为近年最为热闹的研究领域，甚至成为一些"论文工厂"的"原材料"基地。

三、非编码 RNA 研究中的"俗"和"雅"

近些年，我看了很多关于非编码 RNA 调控的论文和项目申请书，感觉不到科学的美感，有些还是我最不喜欢的主题。这些研究几乎成了一种模式，一种"套路"。尤其是关于 microRNA，同一种 microRNA 可以出现在不同的疾病中，同一种疾病又可以出现不同的 microRNA，"证据确凿"却没有道理，既没有理由否定，也没有兴趣证实。其理论的高度甚至连早期生物学那样的描述分类都达不到。整个研究领域呈现混沌状态，对科学系统几乎看不出贡献，唯一的好处是可以短期迅速地产生大量文章，且居然有不低的影响因子。

并非 microRNA 的研究没有价值。我们其实可以找到深藏于其中的科学美感。科学的美感来自秩序和逻辑。第一，所有已经发现的 microRNA 是否可以根据其功能或工作原理进行分类？第二，microRNA 的编码 DNA 所处的空间位置与其所要作用的靶向 mRNA 有什么样的空间对应关系？第三，microRNA 的调节与其他众多转录调节或转录后调节机制有什么样的关系？它们之间是可以互相替代的吗？如果可以替代，生物学的意义何在？如果不能互相替代，它们各自在整个生物学过程中的地位如何？按照一般逻辑，有若干机制经常性地调控着基因转录，转录后的 mRNA 应该都是有意义的，为什么还需要设置许多 microRNA 去降解或终止 mRNA 的作用？生物学系统应该不会允许这样的"浪费"机制。那么，最有可能的解释应该是 microRNA 充当起转录后调控的"溢洪"防控保护机制。这样，非编码 RNA 调控提供了拾遗补缺的措施，不是"主力"而是"替补"。"替补队员"坐在场外观看是常态，出现什么样的信号和指令才能让 microRNA "替补队员""披挂上阵"？就像这样的不断提问和挖掘，科学焉能不美？你肯定能写出并作出不俗的非编码 RNA 调控的研究成果。

03 基因的"枷锁"

一、表观遗传成为热点的理由

　　基因是 DNA 上线性排列的由 A、C、T、G 4 种碱基组成的序列。根据"遗传学中心法则"，基因通过转录形成信使 RNA（mRNA），后者通过碱基三联密码子编码氨基酸序列，合成特定功能的蛋白质，表现出生物的性状。这种由基因确定的性状是可以通过 DNA 的复制被保留和被遗传的。然而，人们也发现，某些生物的性状是后天的生活中产生的，且可以保留并遗传给后代，但没有改变基因的碱基序列。这一现象被称为"表观遗传"。表观遗传的概念最早由 Waddinton 于 1942 年提出，旨在研究基因型和表型的关系。当今的表观遗传学主要研究在没有细胞核 DNA 序列改变的状态下基因功能的可逆的、可遗传的改变。DNA 上胞嘧啶的甲基化和被 DNA 长链缠绕的组蛋白的乙酰化等构成限制基因表达的"枷锁",可在不改变基因组序列的前提下调控基因功能和性状遗传,是表观遗传学的重要组成部分。在人类基因组计划完成后,表观遗传学迅速发展,成为当今生物医学领域的热点,成立了一大批表观遗传学研究机构和学术团体,立项大批研究计划和研究项目,几乎涉及生物学功能研究的各个方面和几乎所有的急、慢性疾病,包括各种肿瘤,年论文发文量更是居高不下。是表观遗传的科学价值真正被认为成为带头学科?还是再一次被投机驱动追捧的平庸化运动?

二、表观遗传研究的两个"主战场"

(一)DNA 甲基化

DNA 甲基化是表观遗传学研究的主要领域。甲基化主要发生在 CpG 二核苷酸胞嘧啶上,由 CpG 甲基化结合蛋白质和 DNA 甲基化转移酶作用,将 CpG 二核苷酸 5′端的胞嘧啶转变成甲基胞嘧啶。人类基因组 DNA 中仅 3%～6%的胞嘧啶被甲基化,而大约 5000 万个 CpG 二核苷酸的 70%可甲基化。可被甲基化的 CpG 二核苷酸并非随机分布于基因组序列中,而是比较密集地分布于某些区域,通常位于基因的启动子区、5′非翻译区或第一外显子区。这些胞嘧啶和鸟嘌呤富集的区域被称为 CpG 岛。现代关于 CpG 岛的正式定义是指，在至少为 500 碱基对的长度范围，GC 含量超过 55%，CpG 比值大于 0.65。根据这一定义估算，哺乳动物基因组中的 CpG 岛数量约为 4 万个。人类正常基因组 CpG 岛内的 CpG 二核苷酸通常是非甲基化的，而 CpG 岛外的 CpG 二核苷酸位点通常是被甲基化的。一般认为，DNA 甲基化在遗传印记、胚胎发育以及维持正常细胞功能等方面发挥重要作用。首先引起关注的是 DNA 甲基化在肿瘤发生中的作用。在肿瘤中，CpG 岛内的 CpG 位点呈现高甲基化状态，而 CpG 岛外其他区域的 CpG 位点却呈低甲基化状态，恰好与正常的甲基化分布相反。在正常细胞，位于抑癌基因启动子区的 CpG 岛处于低水平或未甲基化状态，抑癌基因可以正常开放表达并发挥抑癌功能。但是，在肿瘤细胞，抑癌基因的启动子区 CpG 岛内的 CpG 位点呈现高甲基化状态，导致染色质变构，抑癌基因关闭，细胞进入周期性增殖，凋亡能力丧失，DNA 修复能力降低，细胞黏附能力降低，血管生成，细胞能量代谢模式改变等，从而导致癌变发生。另一方面，如果在正常细胞的 CpG 岛外区域高甲基化 CpG 位点的甲基化水平降低，该部位基因将从"静默状态"转变为激活状态，或导致一些重复序列的激活，使得原本存在的

21

"基因印迹"被抹除，引发细胞过度增殖、不合适的细胞特异性表达、基因组脆性增加、内寄生序列激活，也可导致癌变发生。

CpG岛的高甲基化在时间上一般早于肿瘤的发生，故可用于肿瘤风险预测；而基因组CpG岛外的甲基化降低程度通常与肿瘤的进程相关，可用于肿瘤的诊断和临床分级评估。因此，众多的DNA甲基化检测方法被迅速开发，包括基因组甲基化水平分析、候选基因甲基化分析、基因组层次的DNA甲基化模式与甲基化谱分析三大类别，实现不同层面的研究目标。每一大类中又有若干种根据不同原理设计的检测方法。总体上包括化学分析、分子杂交、免疫学反应、PCR、基因芯片、测序等技术。但在甲基化位点精确定位、序列识别等重要方面尚无既快速又简便经济的解决办法。而目前大多数研究尤其是非肿瘤领域一些疾病相关的基因甲基化调控研究方面的论文，处在模糊描述层面，即多处在第一类的基因组甲基化水平分析的普通层面。需要知道的是，细胞功能调控在基因层面通常存在正或负的双向基因，笼统地描述某个疾病全基因组的甲基化水平而不去考究具体基因及其关键位点的甲基化强度是没有意义的，是不能解释疾病发生的确切机制的。

在疾病相关的功能性基因中，以DNA甲基化为代表的表观遗传机制研究应基于对科学问题的深度挖掘和凝练。以哮喘等慢性呼吸道疾病的表观遗传学机制研究为例，笔者所在研究团队曾探讨上皮黏附分子整合素β4 在慢性哮喘、慢性阻塞性肺病中进行性表达下调的机制。整合素 β4 是气道上皮细胞正常表达的黏附分子，参与维持上皮的结构完整、损伤修复、抵抗氧化性损伤等。最近研究还显示，整合素 β4 的表达缺陷与支气管和肺发育、肺脏衰老相关。在临床哮喘患者及哮喘动物模型上都存在整合素 β4 的表达强度降低的现象。样本的整合素 β4 启动子区和第一外显子的 CpG 岛出现 CpG 位点高甲基化状态，离体试验证实这些位点及其所在序列的甲基化有某种序列依赖性，且与整合素 β4 转录水平呈负相关，是有功能的。与此同时，参与 DNA 氧化损伤修复的识别机制也与这些序列高度关联。DNA 作为最重要的生物大分子同样会受到活性氧的攻击，主要体现为碱基的氧化。在 DNA 的 4 种碱基当中，由于鸟嘌呤的氧化还原电势最低而首先被氧化为 8-羟基鸟嘌呤（8-oxoguanine，8-oxoG），因此 8-oxoG 通常作为氧化损伤的分子标志。在 DNA 复制时，氧化损伤的碱基不会阻止 DNA 链的延伸，但 8-oxoG 由于碱基结构的改变，与腺嘌呤的结合力增强，从而在复制时导致 G：C→T：A 的碱基颠换，该突变与肿瘤的发生发展、机体细胞的凋亡及某些退行性疾病具有密切关系。8-oxoG 通过非常保守的 DNA 修复机制——碱基切除修复途径得以修复，体内特异识别 8-oxoG 及切除修复的酶称为 8-羟基脱氧鸟嘌呤 DNA 糖苷酶（8-oxoguanine DNA glycosylase，OGG1）。DNA 氧化的发生是序列依赖性的：含有多个相邻鸟嘌呤的位点，使得 OGG1 对 DNA 的结合也存在序列依赖。在整合素 β4 启动子区，甲基化序列与 OGG1 识别序列存在一定的重叠或交叉，推测是整合素 β4 启动子 CpG 岛在受到氧化应激攻击时甲基化活性增强，将基因的氧化应激与基因及其序列选择性甲基化耦联起来，解释疾病状态的功能改变机制。

（二）组蛋白参与的表观遗传调控

组蛋白是表观遗传调控的另一种途径。组蛋白是真核生物体细胞染色质中的碱性蛋白质，DNA 缠绕组蛋白形成核小体结构。如果没有组蛋白，染色体中未缠绕的 DNA 将非常长。通过缠绕在组蛋白上，人类体细胞中的 DNA 由约 1.8 m 的长度压缩为约 90 μm 的长度。可见，在组蛋白的作用下，一维的线性的 DNA 形成高维压缩的致密结构，将制约基因的复制和转录。组蛋白同样作为控制基因表达的"枷锁"，参与基因转录调控，成为表观遗传调控的另一种形式。组蛋白富含精氨酸和赖氨酸，所以属于碱性蛋白质，其所具有的大量正电荷与 DNA 双螺旋上存在的大量负电荷的相互作用是缠绕压缩的物理基础，形成 DNA-组蛋白复合物。因氨基酸成分和分子量不同，组蛋白通常含有 H1、H2A、H2B、H3、H4 5 种成分。除 H1 外，其他 4 种组蛋白均分别以二聚体（共八聚体）相结合，形成核小体核心，DNA 便缠绕在核小体的核心上。核小体是染色质的重复单位，而 H1 则与核小体间的 DNA 结合。

理论上，组蛋白的生物学作用应该包括作为填充支持架构和经修饰调控基因转录两方面的作用，然而一般认为组蛋白作为结构支持体的作用比其基因调节作用更为重要。组蛋白通过翻译后修饰，改变其与 DNA 及其他核蛋白的相互作用。组蛋白 H3 及 H4 从核小体伸出的长尾巴，能够在不同的地方进行共价修饰。这种修饰包括甲基化、瓜氨化、乙酰基化、磷酸化、小泛素相关修饰化、泛素化及二磷酸腺苷核糖基化。组蛋白核心（即 H2A 及 H3）亦可以作出修饰。修饰的组合可以组成编码，成为组蛋白编码。人们推测，组蛋白修饰在不同的生物过程中起作用，包括基因表观调控、DNA 修复、有丝分裂及减数分裂。但多数机制和细节仍不清晰。目前该领域的研究热点为组蛋白乙酰化和组蛋白甲基化。组蛋白乙酰化被报道与生物钟调控、肿瘤风险预测等有关，但机制不清楚。组蛋白甲基化研究相对较多，组蛋白甲基化修饰参与异染色质形成、基因印记、X 染色体失活和转录调控等多种生理功能。组蛋白甲基化的异常与肿瘤等多种人类疾病相关，可以特异性地激活或者抑制基因的转录活性。研究发现，组蛋白甲基转移酶的作用不仅仅限于组蛋白，还可甲基化某些非组蛋白，参与细胞内多种基因转录、信号转导、个体发育和分化等过程的调节。

三、突破平庸

可以看出，以上叙述的表观遗传学目前的两大主要领域 DNA 甲基化和组蛋白修饰都还处于幼稚的初期阶段，尤其是组蛋白修饰领域，涉及的科学问题仍然比较肤浅和模糊。譬如，是什么机制将正常细胞的 CpG 位点的甲基化强度分布切换为正好相反的肿瘤细胞状态？DNA 甲基转移酶如何识别并选择 DNA 上的不同序列和部位？组蛋白修饰机制是对所有组蛋白无差别作用还是选择性作用某些特定基因所在部位？如何选择？显然，回答这些问题是有价值有深度的。为什么不把对这些问题作为您的研究内容呢？

基因的三维空间

一、基因的"压缩"及三维基因组学

生物学中的一个基本信念：结构与功能相适应。说到核酸链的结构，大多数人的第一印象自然是"双螺旋"模型。然而，基因组实际的物理结构远比双螺旋结构复杂，DNA 核酸链在蛋白质的辅助下可形成更加复杂的多次折叠盘缠的三维结构。之前关于基因的认识和研究都是基于基因的核苷酸序列在 DNA 上的线性排列，即一维描述确定基因在 DNA 上的空间位置及根据一维线性距离解释基因之间的并行连锁关系。事实上，DNA 长链在细胞核内是经过高度压缩卷曲的。DNA 双螺旋结构保持热力学上的相对稳定，同时使得其自然长度比一条舒展的 DNA 单链明显缩短。即便如此，若将人类全部 DNA 链线性展开，能得到约为 2 m 的长链，这对微米尺度的细胞而言根本无法容纳。通过组蛋白-DNA 的"串珠式"结构，能够显著缩短 DNA 链在一维水平的尺度，大约还有 29 cm。对染色体的形态观察提示，DNA 与结合蛋白一定形成了更加高级的结构。DNA-组蛋白的串珠式结构，还可进一步被压缩成直径仅 30 nm 的纤维结构。有理论模型预测，这些染色质纤维还可以在几种蛋白质的帮助下扭曲成环，形成更加复杂的结构，最终被压缩成染色体。DNA 双链如同纠缠在一起的电话线，一圈圈地绕行、压缩，形成染色体。因为这种绕圈的压缩方式，DNA 能够密集形成许多环状结构，这些环状结构还能再继续绕圈压缩下去。由此可以认识到，生命体的遗传功能元件，包括编码基因、非编码基因、顺式调控元件等，在空间结构上，并不是在染色体上呈线性依次排开，而是随着 DNA 形成复杂高级结构的同时，具备了三维组织形式。那些在 DNA 一维层面上相隔比较远的区域，反而有可能靠得更近；而即使在同一条染色体上的某些区域，倒有可能被环状结构隔开而难以相互接触。可见，简单的一维线性关系难以描述如此复杂的三维基因组织结构，更难以解释由此复杂结构产生的复杂的功能表象。直到染色体构象捕获(chromosome conformation capture，3C)技术出现，使得研究三维空间中基因的相互关系及其功能影响成为可能，于是诞生了一个新的学科分支——三维基因组学。可以预期，不久的将来，三维基因组学可能成为医学、生命科学新的热点。

二、三维基因组学的技术策略

三维基因组学是针对基因组三维空间结构与功能的研究，在考虑基因组序列、基因结构及其调控元件这些经典元素的同时，更关注基因组序列在细胞核内的三维空间结构，以及其空间结构对基因转录、复制、修复和调控过程中的功能。三维基因组学体现多学科、多技术融合。三维基因组模型是细胞生命调控过程的真实生物模型，也为人类与动植物基因组功能的阐述提供了底层基础。三维基因组学的技术基础就是3C，测定特定的点到点之间的染色质交互作用（"一对一"）。随后，在3C技术基础上开发了环状染色体构象捕获（circular chromosome conformation capture，4C）技术，用于测定一点到多点之间的染色质交互作用（"一对多"），以及开发了染色体构象捕获碳拷贝（chromosome conformation capture carbon copy，5C）技术，用于测定多点到多点之间的染色质交互作用（"多对多"）。现在，由3C技术衍生的高通量染色体构象捕获（highthroughput chromosome conformation capture，Hi－C）技术和染色质远程交互测序（chromatin interaction analysis using paired - end tag sequencing, ChIA - PET)技术，可捕获全基因组范围的染色质相互作用，都是基于将线性距离远、空间结构近的 DNA 片段进行交联，并将交联的 DNA 片段富集，进行高通量测序及对测序数据进行分析，进而揭示染色质的远程相互作用，从而推导出基因组的三维空间结构和可能的基因之间的调控关系。ChIA-PET 技术的目标是特定的蛋白质因子及其相关联的染色质发生相互作用，将配对末端标签测序技术与染色质免疫共沉淀技术相结合，对富集了某种蛋白质的 DNA 片段进行交联，可测定特定转录因子在全基因组范围参与的染色质远程交互作用，具有高特异性和高分辨率。将 Hi-C 技术产生的整体基因组的 DNA 交联数据(包括各种随机微弱交联的数据)和 ChIA-PET 技术产生的相应蛋白质介导的染色质相互作用数据结合起来，可揭示全面和具体的功能性染色质相互作用，为三维基因组学研究和分析奠定了必要的技术基础。应用上述技术，还可以测定不同的调控元件与其目标基因之间的相互作用。现在，ChIA-PET 技术已经成功应用在人类癌细胞、小鼠胚胎干细胞、神经祖细胞和 B 细胞等研究中，获得了大量的染色质交互作用数据，并分辨出染色质交互作用的不同类型，如增强子和启动子之间的交互作用、启动子和启动子之间的交互作用。

目前，三维基因组学可以为我们描述出一幅怎样的染色质和基因组三维空间画面呢？以下按空间尺度上由大到小、由宏观到微观的顺序进行介绍。

三、基因的空间画面

（一）染色质疆域

染色质在细胞核内并非随机分布，像浩瀚宇宙中的星系那样，不同染色质占据着细胞核的不同空间。在细胞间期，核内染色质占据着一块特定的不重合区域，此区域称为染色质疆域（chromosome territory，CT）。CT在细胞核内的定位与基因密度相关，低基因密度的染色质倾向于朝核外围定位，而高基因密度的染色质则占据细胞核中更中心的位置。在细胞复制的不同时期和不同的基因类型中，CT所占据的位置不同。每条染色质被限制在特定的核空间内，不同的染色质之间只有在CT边界处才会重叠，CT重叠区域的存在可能是由染色质纤维在外力作用下的被动混合所引起，也可能受到细胞的易位频率或转录状态的影响。CT间的重叠程度对基因组的功能和稳定性都具有重要意义。例如，DNA损伤可诱导大规模的CT区域重新定位，其中包括部分CT从核内部向外部转移，但在修复结束后，CT会重新回到原来未受损时的位置，证明了CT在细胞核中的稳定性。

（二）染色体区室

染色质放大，可观察到在染色质内部仍然存在着相互间隔的"区室"，相邻"区室"间的互作模式各有不同，线性距离较远的"区室"也可以发生相互作用。利用Hi-C技术可将染色质区室划分为A区室和B区室两类。A为开放染色质区室，与常染色质、基因富集区域以及转录活跃区域相关；而B区室为封闭染色质区室，经常出现在异染色质、基因沙漠和低转录区域，基因表达量比A区室低，该特征与表观遗传学特征存在高度相关性。A区室富集较多与转录激活相关的组蛋白标签，而B区室则富集了更多抑制性组蛋白标签。这些区室还可以进一步分为亚区室。在细胞核空间中，A区室和B区室的位置也不是随机分布的，A区室更靠近核内部，B区室则主要定位于核纤层附近，该模式的划分与细胞学上的常染色质和异染色质分布情况相对应。染色质区室以什么机制形成？人们观察到，核纤维层对异染色质存在吸引力，同类区室更容易相互靠近，且活性染色质具有更强的移动能力。区室化的形成更多的是依赖于异染色质间的相互作用，并不依赖于常染色质间的相互作用，染色质分离更有利于区室化的形成；异染色质与核纤层之间的相互作用对典型细胞核结构的建立更具关键作用。虽然染色质区室在细胞核中的位置相对固定，但在生长发育、疾病发生过程中存在 A 区室和 B 区室之间的相互转化，提示区室具有可塑性，且与细胞特异性基因表达存在相关性。

（三）拓扑相关结构域

染色体中存在一系列离散的、大小在 200 kb~1 Mb 之间的拓扑相关结构域（topological associated domain，TAD）。TAD 作为细胞内染色质折叠的二级结构单元，是一个高度自关联的连续区域，相邻区域间具有明显的边界，每一个 TAD 可形成一个独立的调控单元。TAD 不仅存在于人和小鼠等哺乳动物的细胞中，而且在各种生物中普遍存在。不同细胞中 TAD 的位置相对稳定且具有某种保守性，即使是在分化过程中，TAD 也呈现出相对稳定的状态，只不过其相互作用的频率有所改变。TAD 作为调控局部基因表达的稳定结构单元，其结构特征和形成机制正在不断被揭示。相邻的两个 TAD 之间形成 TAD 边界（植物中 TAD 边界因缺少绝缘蛋白而不明显）。TAD 边界富集了大量的 CCCTC 结合因子（CCCTC-binding factor，CTCF）和黏连蛋白复合体，有利于 TAD 的定位和结构的稳定性。CTCF 绑定在染色质上，促进 TAD 之间空间隔离的形成，并决定了黏连蛋白的定位，由黏连蛋白指导 TAD 内部的染色质互作，从而维持了 TAD 边界的稳定。除了 CTCF 和黏连蛋白，TAD 边界还存在着大量的组蛋白修饰、甲基化修饰位点、转录起始位点、看家基因、tRNA 等标记因子，这些标记因子与转录活性和表观遗传学密切相关，影响着 TAD 的形成。TAD 边界与复制域边界存在着大量的重合，这说明 TAD 还可能受复制时间调节。还有研究表明 DNA 超螺旋结构对 TADs 的建立也存在着重要影响。因为 TAD 参与调控 DNA 复制、转录和表观遗传修饰，因此，TAD 边界的破坏会对基因表达产生较大的影响，甚至可能导致疾病发生。通过对多个样本 TAD 进行对比，在全基因组水平找出发生变化的 TAD 数量及 TAD 边界的变化，借助染色质免疫沉淀测序、全基因组 DNA 甲基化测序等技术分析 TAD 的变化是否与表观遗传修饰相关，结合 RNA 测序技术对相关基因的表达量进行统计，有助于解释不同样本之间的空间结构差异与表观遗传修饰及转录调控之间的关系，对三维基因组与疾病发生关系的探究有一定意义。

（四）染色质环

伴随染色质互作图谱精度的不断提升，一种比 TAD 更为精细的结构单元即染色质环（chromatin loop，CL）被发现。CL 是在 1 kb 的分辨率下由染色质纤维折叠形成的环状结构，是目前知道的直接调控基因表达最精细的结构和功能单元。人类基因组上存在上万个 CL，这些 CL 通常连接着基因的启动子和增强子，与基因激活相关，且具有跨细胞类型和跨物种的保守性。65% 的 CL 伴随着相应的结构域，且有 39% 的 CL 位于结构域的边界。此结构域定义为"环状结构域"。CL 之间不发生重合，86% 以上的 CL 中都存在着 CTCF 以及黏连蛋白的亚基，提示与 TAD 边界的形成相类似，CTCF 与黏连蛋白同样参与了 CL 的形成。每个 CL 由两对 CTCF/黏连蛋白介导形成，每对 CTCF/黏连蛋白为一个 DNA 结合亚基。首先两个亚基中的黏连蛋白合到染色质上，并以反向对称的方式沿 DNA 序列滑动，对染色质进行挤压形成 CL，这种挤压直到在链上检测到与之对应的 CTCF 才会停止，这种现象被命名为"环挤压模型"。CL 的形成与启动子、增强子、CTCF 结合位点以及长距离互作密切相关。除启动子与增强子的相互作用可以形成 CL 外，启动子与启动子的相互作用以及增强子与增强子间的相互作用也可以形成 CL。这可以解释为什么在染色质的某些基因位点上，存在着高频率的远距离相互作用。由于增强子总是通过 CL 长距离地控制非邻近基因，所以对增强子靶基因的定义也是探究 CL 影响基因表达机制的研究重点。

四、三维基因组学的应用与拓展

三维基因组学描述的染色质空间结构不可能保持静态，而是随时间发生变化，尤其在发育过程中。因此有人将时间维度加入，号称四维基因组学。但目前还难以建立空间结构随时间变化的函数，四维基因组学也仅仅停留在一般概念的阶段。

(一) 在生命科学中的应用

三维基因组学在生命科学和医学应用中本身也得到发展：①胚胎发育过程，基因组三维空间构象及其功能解析极具意义。胚胎发育早期，表观遗传重编程会影响基因调控的精确性。探究重编程过程中三维基因组的变化，以及表观遗传学信息在早期胚胎发育所遵循的遗传机制和规律是破解发育秘密的关键。果蝇早期胚胎的染色质构象表明，合子基因组激活前几乎没有 TAD 结构，但在合子基因组激活之后细胞会重新建立 TAD 结构。小鼠早期胚胎发育过程中，精子保留了经典 TAD 和区室结构，而成熟卵子则缺乏 TAD 结构。在精子和卵子结合为合子后，其染色质呈现为一种松散的状态，染色质三维结构在 G2 细胞时期开始逐渐建立，到内细胞团时期基本建成和胚胎干细胞相似的三维结构，三维结构演化过程缓慢，主要表现为 TAD 结构的逐渐稳定以及 A/B 区室的逐渐隔离。此外，胚胎中 A 区室富集了比 B 区室更多的未甲基化的 CpGs，A 区室甲基化水平的降低程度比 B 区室高，表明 A 区室具有更加松散开放的结构状态。②细胞衰老的三维基因组学研究。细胞衰老是在多种作用下（如 DNA 双链断裂或癌基因激活等）一种不可逆的细胞变化，表现为细胞结构的退行性变化和功能衰退与代谢低下。染色质重塑是调控基因时序性表达的重要环节，细胞衰老过程中，也伴有染色质三维结构的变化，细胞核中会形成衰老相关异染色质聚集。利用 Hi-C 技术对衰老细胞和胚胎干细胞的染色质空间构象进行比较，发现衰老细胞的 TADs 局部相互作用丧失。虽然衰老细胞的 TAD 边界位置基本保持不变，但在染色质局部和远端相互作用影响下，很大一部分 TAD 的绝缘强度降低。另有研究发现，衰老发生时，染色质重塑系由于 CTCF 簇的形成，导致 CL 的重组。③多能干细胞（pluripotent stem cell，PSC）的三维基因组学研究。PSC 是当前干细胞研究的热点，PSC 可以分化成体内所有的细胞，进而形成身体的组织和器官，PSC 在器官再生、修复和疾病治疗方面极具应用价值。基因组结构在细胞分化和体细胞重编程过程中会发生细胞特异性重配。有团队在研究心肌细胞分化过程中染色质结构变化时，意

04 基因的三维空间

37

外地发现在 PSC 中存在特异性 TAD，并证明这些特异性 TAD 的形成与一种在人体内高度表达的内源性逆转录病毒有关，而这些特异性 TAD 仅在类人猿中出现，说明内源性逆转录病毒在灵长类进化过程中引入了新的染色质结构，并可能与基因组进化出新的基因调控逻辑息息相关。

(二) 在疾病研究中的应用

有证据表明，疾病的发生常常伴随着基因组三维空间构象与功能的改变。利用三维基因组学，研究疾病发生前后染色质三维结构如染色体疆域、A／B 区室、THD、CL 的变化，以及不同调控元件与目标基因相互作用的改变，可以分析疾病的发生及遗传机制，挖掘影响疾病发生的关键基因，寻找潜在的特异性标志物，筛选治疗靶点。主要在以下领域展开。

一是，染色体疾病的三维基因组学研究。染色体疾病通常指染色体数目或结构异常引起的疾病，这类疾病的实质是染色体上的基因、基因群的增减或变位影响了众多基因的表达和作用，因而妨碍了人体相关器官的分化发育，造成机体形态和功能的异常。如 21－三体综合征是因为多了一条 21 号染色体，此类患者的主要表现为智力缺陷、生长发育障碍、多发畸形等，还会诱发先天性心脏病、胃肠道功能缺陷和急性淋巴白血病等。检测发现，21－三体综合征患者的三体细胞核内 CT 的径向定位改变，三体细胞多出来的 HSA21 的 CT 会导致 HSA1 和 HSA3 的 CT 向核空间外围转移，使 HSA1 和 HSA17 的 CT 具有更高浓缩程度。三体细胞的染色体或基因在细胞核内的重新定位，可能会改变共调控基因或独立调控基因的状态，形成新的顺式和反式相互作用。

二是，神经精神疾病的三维基因组学研究。神经精神疾病可能是由神经系统结构或功能障碍，导致大脑功能活动紊乱，造成患者的认知、情感、行为和意志等活动异常。许多复杂的神经精神疾病的发生与调控元件的变化有关，调控元件可以通过调节基因表达水平，改变或破坏转录网络从而导致复杂疾病的发生，其中三维基因组的改变是导致调控元件变化的关键因素。

三是，恶性肿瘤的三维基因组学研究。目前在各类恶性肿瘤研究中应用三维基因组学仍处于起步阶段，随着 3C 及其衍生技术的发展，可以通过更高的通量、更高的效率分析癌细胞的染色质三维结构变化。有研究者探究了 33 种类型癌症 8928 个样本，发现绝大多数癌症中有增强子被激活的现象。进一步检测增强子与癌基因之间的相互作用，发现其相互作用是通过特定的 TAD 形成的，原本线性距离非常远的调控因子可以通过染色质折叠成三维结构，达到空间上的近距离接触，从而导致癌症发生。

目前，三维基因组在癌细胞特异性研究上取得了一定的研究成果，包括对肺癌、乳腺癌、前列腺癌、结直肠癌、胃癌、肝癌、骨髓瘤等恶性肿瘤的发生机制的探究。如不同病理类型肺癌细胞表现不同的开放区域特征、拷贝数变异、非编码区调控位点；乳腺癌细胞异常的 CT 分布、区室转换和 TAD 分界；前列腺癌细胞中 TAD 尺度变小但数量增多；结直肠癌细胞中的染色体易位和甲基化改变；胃癌组织样本中高频基因重排位点和融合基因的筛选确定；肝癌细胞系中染色体数目混乱、甲基化异常；骨髓瘤细胞中 TAD 的数量增加而平均长度减小，且染色体易位、癌症基因组上互作热点增多；胶质瘤细胞 CTCF 结合位点高度甲基化，使 TAD 之间的绝缘性丧失、染色质重塑蛋白 LSH 促胶质瘤发生；T 系急性淋巴细胞白血病细胞存在特异性基因微缺失致 CL 结构破坏、围绕 *myc* 基因位点的特异性"TAD 融合"等。

关于染色质三维空间结构与疾病的关系，目前大多数研究是确立二者的关联性，还没有进行确切的因果关系证明。是因为疾病而使得基因三维结构发生了改变？还是因为基因三维结构的改变产生了疾病？通过三维基因组学，可以深刻认识和理解染色质空间构象变化机制、基因转录调控机制、生物学性状形成机制、信号通路传导机制以及基因组的运行机制。虽然三维基因组学在生物学各领域得到了广泛应用，在癌症发生机制的研究上也取得了阶段性成果。但仍然存在一些有待解决的问题，需要继续研究与探索。如低成本、高成功率、分析简单、微量样本的新型测序技术开发；多组学数据整合、展示空间构象与基因表达联系的可视化工具研发；探究三维基因组结构及染色体互作的异质性、讨论不同因素对三维基因组结构的影响，以及进行个性化基因组研究的单细胞水平的三维基因组研究；探究细胞三维基因组结构随时间发生动态变化的规律即四维基因组学研究。

细胞自噬的"拆迁"责任追查

细胞自噬是真核生物中进化保守的对细胞内物质进行周转的重要过程。该过程中一些损坏的蛋白质或细胞器被双层膜结构的自噬小泡包裹后，送入溶酶体（动物）或液泡（酵母和植物）中进行降解并得以循环利用。这一概念是 2016 年诺贝尔生理学或医学奖获得者日本科学家大隅良典首次提出的。近 20 多年来，细胞自噬迅速成为生物和医学研究的热点，直到现在，热度一直经久不衰。不仅在细胞功能稳态和功能调控领域研究方兴未艾，更在疾病发生的临床研究中越来越受到追捧。几乎所有的疾病的发生都有细胞自噬的存在，其作用大到令人难以相信不存在概念的炒作。而且，近年许多"套路"论文和"俗手"样的项目申请都涉及细胞自噬。对细胞自噬的研究进行必要的逻辑思辨，找回其本来的科学美感，是我们应有的追求。

一、细胞自噬的类别和机制

细胞自噬包括 3 种形式：微自噬、巨自噬和分子伴侣介导的自噬。①微自噬，通过溶酶体膜或者液泡内膜直接内陷，将底物包裹并降解的过程。多在种子成熟时储藏蛋白的沉积或萌发时储存蛋白的降解中起作用。②巨自噬，底物蛋白被一种双层膜的结构包裹，该双层膜可能由粗面内质网的无核糖体附着区脱落而来，包裹后形成直径为 400~900 nm 的自噬小泡。自噬小泡的外膜与溶酶体膜融合，释放包裹底物蛋白的泡状结构到溶酶体中，通过一系列水解酶的作用将其降解。这种进入溶酶体或者液泡腔中的泡状结构称为自噬小体。这种形式的自噬常见于营养缺乏条件下培养的细胞、免疫反应、衰老及环境应激。③分子伴侣介导的自噬，在细胞衰老反应过程中，经常发生分子伴侣介导的自噬，降解衰老、不完整的细胞器或变性的蛋白质，保留利用氨基酸和其他有用的材料。

可以想象，细胞自噬的机制极为复杂。尽管通过电镜、示踪、标志物等研究，可观察到上述 3 种形式的自噬，仍然有许多细节尚不够清晰，不能构成完整而清晰的"故事"。有研究显示，某些酶蛋白成为调控细胞自噬的关键分子机制，如 AMPK 酶，不仅参与了细胞的传感和能量调控，其本身也扮演了细胞自噬酶的作用。AMPK酶参与的细胞自噬是细胞在恶劣条件下确保其生存的基本应激反应。研究发现，AMPK以不同的方式调控Vps34激酶家族不同的复合物，一部分Vps34酶参与正常细胞的囊泡运输，另一些Vps34复合物则参与细胞自噬。AMPK能抑制那些未参与细胞自噬的酶，而激活参与细胞自噬的Vps34酶。

细胞自噬与细胞凋亡、细胞衰老一样，是十分重要的生物学现象，参与生物的发育、生长等多种过程。也有研究将细胞自噬与细胞凋亡相联系。人们自然会联想到，细胞自噬的异常可导致疾病的发生甚至细胞癌变。

二、细胞自噬的研究方法

目前细胞自噬的研究方法很多，存在大量的工具药和检测试剂。主要包括：①折叠诱导剂，如诱导模拟内质网应激的试剂、氯化锂、肌醇单磷酸酶、制造饥饿的Earle´s平衡盐溶液、Ⅰ型PI3K抑制剂、mTOR抑制剂、IP3R阻滞剂等。②折叠抑制剂，如Ⅲ型PI3K抑制剂、质子泵抑制剂、溶酶体腔碱化剂羟氯喹等。除上述工具药外，一般还需对自噬相关基因进行干预，包括反义RNA干扰、突变株筛选、外源基因导入等。

细胞自噬的观察和检测有：①观察自噬体的形成，可在电镜下观察新月状或杯状吞噬泡，双层或多层膜，有包绕胞浆成分的趋势。自噬体的特征为：双层或多层膜的液泡状结构，内含胞浆成分，如线粒体、内质网、核糖体等。自噬溶酶体的特征为单层膜，胞浆成分已降解。②荧光显微镜下用 GFP-LC3 融合蛋白示踪自噬形成。无自噬时，GFP-LC3 融合蛋白弥散在胞浆中；自噬形成时，GFP-LC3 融合蛋白转位至自噬体膜，在荧光显微镜下形成多个明亮的绿色荧光斑点，一个斑点相当于一个自噬体，可以通过计数来评价自噬活性的高低。③利用 Western Blot 检测 LC3-II/I 比值的变化以评价自噬形成。自噬形成时，胞浆型 LC3（即 LC3-I）可酶切一小段多肽，转变为（自噬体）膜型（即 LC3-II），因此，LC3-II/I 比值的大小可估计自噬水平的高低。④检测长寿蛋白的批量降解，属于非特异性。⑤单丹磺酰尸胺染色，包括自噬体，所有酸性液泡都被染色，故属于非特异性的。⑥Cell Tracker™ Green 染色，主要用于双染色，但其能染所有的液泡，故也属于非特异性的。

折叠蛋白定位：在研究自噬相关蛋白时，须对其进行定位。由于自噬体与溶酶体、线粒体、内质网、高尔基体关系密切，为了区别，常用到一些示踪蛋白在荧光显微镜下共定位。①Lamp-2：溶酶体关联膜蛋白 2，可用于监测自噬体与溶酶体融合。②LysoTrackerTM 探针：有红或蓝色可选，显示所有酸性液泡。③pDsRed2-mito：载体，转染后表达一个融合蛋白（红色荧光蛋白+线粒体基质定位信号），可用来检测线粒体自噬的程度。④MitoTraker 探针：特异性显示活线粒体。⑤Hsp60：定位于线粒体基质，细胞死亡时不会被释放。⑥Calreticulin 钙网织蛋白：定位于内质网腔。此外还有多种自噬检测试剂盒。

三、自噬研究的平庸和唯美

从以上看出，研究细胞自噬的方法和工具较多，说明这一领域的热度和影响力较高。归纳起来，细胞自噬的研究主要围绕：细胞自噬及自噬体的形态学特征；自噬的标记分子；与自噬有关的降解酶；编码降解酶的基因及其他相关基因；在疾病或特殊应激状态下自噬存在的证据或自噬强度的改变；自噬与细胞死亡、线粒体、内质网等机制的关联，等等。自噬关联之广泛、论文产出之多可以想象，但似乎主要集中在自噬这个"工具"本身。自噬的意义就是细胞实现其功能稳态的一种"工具"。就像城市中旧城区改造中的旧房拆迁，拆迁的工人及拆迁使用的挖土机、推土机等工具是完成拆迁所必需的，但不能代表拆迁的决策和意义。因此一个被拆迁的业主如果有抱怨的话，他不会仅责怪拆迁工人和拆迁装备。他需要弄清楚是谁提着一个石灰桶在他家的墙上写了一个"拆"字，而写字的人又是根据由谁下达的什么指令写的这个"拆"字，最后，拆的地点和范围是怎么划定和控制的？通过这样的比喻，可见自噬研究的目前状态还是比较浅薄的。当然，临床的应用性研究不需要那么盘根问底，但一个处于下游的自噬"工具"不能为疾病的上游提供线索或证据，其研究结论的可靠性或可信度将要大打折扣。有时候可以看到同一个疾病状态的相互矛盾的细胞自噬研究报告，或者说该疾病是由自噬增加引起，或者说是由自噬的抑制所产生。矛盾产生的根源在于，只关注自噬是否发生，而不去关注"自噬"的对象。须知，清除的对象不同，产生不同的功能意义。另外，细胞自噬应该是不连续事件，也即细胞的常态是不发生自噬的。自噬需要时要"临时"动员自噬队伍、组装自噬工具，这种临时动员的触发信号上游，不同的疾病是可能有所差异的。

关于细胞自噬，唯美的研究应该关注的是：什么信号或刺激通过什么样的信号联系，识别需要标记清除的对象，不同的细胞、不同的疾病用来做标记的"颜料"可能不同，又如何将自噬工具动员起来使之清除被标记的对象，以及清除的范围和强度的适度控制。

06 细胞的死亡抉择

死亡是一种无可奈何，是一种绝望。世间万物，对死亡有一种与生俱来的恐惧和排斥。然而，组成生命的小小细胞，竟然先天就设计好了多种自动死亡的程序。不仅不畏惧死亡，而且可以"选择"一种"死法"，多么优雅，多么淡定从容。除了无可奈何被动坏死，被人们发现的细胞可选择自动死亡的方式还有凋亡、坏死性凋亡、焦亡、自噬依赖性细胞死亡、免疫原性细胞死亡、铁死亡、铜死亡等10余种，肯定还会有更多种类的死亡方式被发现。对某些善于"挖矿"的科研人员而言，细胞死亡方式简直就是永不枯竭的矿床。每年的论文发文量呈指数增长，论文的研究套路随之出现。一片大好的"山水"，又被糟蹋成一片狼藉。是时候对细胞死亡这一科学问题进行梳理和深度思考了，还这片山水以洁净、美丽。

一、"万花筒"般的细胞死亡方式

根据细胞死亡发生的直接原因和发生机制，细胞死亡分为两大类：细胞坏死和细胞程序性死亡。细胞坏死是经典的被动的死亡，又被称为意外细胞死亡。当细胞遭受强大的破坏力时，细胞的结构、功能、代谢出现不可逆转的崩溃，如新陈代谢被迫停止、细胞死亡并裂解；程序性死亡又称调节性细胞死亡，是一种"自杀"。当细胞经受某种应激刺激或接收某种生理信号时，启动细胞内预设的死亡程序，涉及多种信号级联反应，主动"关闭"细胞的新陈代谢和一切功能，细胞的生命由此不可逆转地终结。有人认为，调节性细胞死亡的概念要更为宽泛一些，只有当细胞死亡的启动发生在生理条件下时才叫作程序性死亡。然而，"纯"生理条件难以界定，细胞总是处于各种形式、不同程度的应激状态。目前，研究热度最高、最能施展想象力空间的是对程序性或调节性死亡的研究。

程序性或调节性死亡种类很多。不同诱发因素启动不同的或相同的死亡类型，同一诱发因素也可启动不同的死亡类型。按照上游分子的区分、分子信号轴的不同、形态或功能变化的特征，细胞程序性死亡有 10 余种。

(一) 细胞凋亡

细胞凋亡一般由生理或病理性因素引起，而细胞坏死则主要由缺氧造成。在细胞凋亡过程中，细胞缩小，DNA被核酸内切酶降解成大小不一的片段，且随着凋亡的进展，DNA被剪切降解的程度加大，形成180~200 bp片段，凝胶电泳可以看到典型的梯状条带。细胞坏死时，细胞肿胀，细胞膜被破坏，通透性增高，细胞器散落到细胞外间质。与细胞坏死相比，细胞凋亡是更常见的细胞死亡形式。凋亡小体形成是细胞凋亡的特征。细胞凋亡分为外源性和内源性细胞凋亡：①外源途径，细胞表面的FAS、TNF-R1、TRAIL-R1等是所谓的"死亡受体"或者"肿瘤坏死因子受体"，当外部配体与其结合时，对细胞产生死亡激励信号，激活细胞内部的"凋亡蛋白酶"(Caspase)等等，通过一系列的级联反应，最后导致细胞的凋亡。②内源途径(也叫线粒体途径)，细胞也可以感知自己本身出现的问题。当细胞内DNA损伤时，也可能会激发自杀机制。通过一系列程序，改变线粒体内外膜的通透性，使得线粒体内部的一些内容物(如细胞色素C等)释放到细胞质中，激活"凋亡蛋白酶"，最后导致细胞凋亡。CASP3、CASP6和CASP7被认为是外源性和内源性细胞凋亡的共同效应因子。③内质网应激途径，内质网应激产生的信号传导可以调节 Bcl-2 家族蛋白（Bim、Noxa、Puma）和死亡受体途径导致细胞凋亡。死亡受体 DR5 和 CASP8 在内质网应激诱导的细胞凋亡中不可或缺。

（二）坏死性凋亡

坏死性凋亡具有坏死细胞的形态特征和与凋亡细胞相类似的信号机制。形态学上表现为细胞膜穿孔甚至破裂，胞内因渗透压升高致细胞变圆肿胀，细胞器水肿，线粒体膜电位缺失，核染色质缺失。细胞破裂后释放的细胞内容物引起周围的炎症反应。与细胞坏死不同，坏死性凋亡是细胞内预设自杀程序的启动，严格遵循细胞内的信号调控，具备主动耗能特点。肿瘤坏死因子等胞外信号与质膜上相应死亡受体结合后，募集下游蛋白分子形成复合物 I 并促使受体相互作用蛋白 1（receptor-interacting protein1，RIP1）从细胞膜上解离进入胞质转变为促死亡蛋白。根据刺激因素或细胞微环境的不同，复合物 I 会通过 RIP1 调控下游激活不同的信号路径，引起凋亡和坏死性凋亡两种死亡方式。细胞内促死亡蛋白 RIP1 促使产生活化的 CASP8，则发生细胞凋亡，若胞内 CASP8 被抑制或无表达，则通过旁路机制引发细胞发生坏死性凋亡。复合物 I 会通过调控 RIP1 功能转换，最终决定细胞是存活、凋亡还是坏死性凋亡。

(三)细胞焦亡

细胞焦亡是由炎性小体激活的一种程序性死亡形式,在炎症和免疫中起着重要的作用。炎性小体有典型的CASP1依赖性炎症小体和非典型的CASP11依赖性炎症小体两种类型。典型的CASP1依赖性炎症小体可被病原体相关分子模式、损伤相关分子模式或其他免疫反应选择性激活。非典型的CASP11依赖性炎症小体由巨噬细胞、单核细胞或其他细胞胞质中的脂多糖(lipopolysaccharide,LPS)激活,不依赖细胞膜的TLR4受体参与。GSDMD被CASP11或CASP1切割底物分子的产物移位到质膜的内部小叶与磷脂结合,诱导孔的形成,细胞逐渐扁平,产生焦亡小体,细胞逐渐肿胀至质膜破裂,出现核浓缩和染色质DNA断裂等特征。

(四)铁死亡

铁死亡是由铁积累并加速脂质过氧化驱动的细胞程序性死亡。其特征为线粒体变小、线粒体嵴减少、线粒体膜密度增加和线粒体膜破裂增加。一些抗氧化系统和某些热休克蛋白抑制铁死亡的脂质过氧化过程。

(五)免疫原性细胞死亡

免疫原性细胞死亡是由抗原特异性免疫反应作为驱

动并最终导致免疫记忆的调节性细胞死亡，与仅参与固有免疫机制（通常是坏死）和引起主动免疫抑制（通常是凋亡）的调节性细胞死亡有所区别。免疫原性细胞死亡在免疫监视中发挥作用，可提高肿瘤的化疗敏感性，故开始引起重视，但目前的研究发文量不多。

（六）溶酶体依赖性细胞死亡

溶酶体依赖性细胞死亡也称为溶酶体细胞死亡，是由溶酶体释放的水解酶（组织蛋白酶）或铁来介导的一种细胞程序性死亡形式，其特征是溶酶体破裂。当细胞暴露于溶酶体洗涤剂、二肽甲酯、脂质代谢物和活性氧时，溶酶体破裂，继而释放大量的水解酶，导致细胞死亡。其中组织蛋白酶在其中起主要作用，阻断组织蛋白酶的表达或活性可减轻细胞死亡的发生。溶酶体膜透化还可以在细胞凋亡、自噬依赖性细胞死亡和铁死亡的情况下放大细胞死亡信号传导，从而增加了细胞死亡途径的复杂性。

（七）自噬依赖性细胞死亡

自噬依赖性细胞死亡是由自噬分子机制驱动的一种细胞程序性死亡。其特征是自噬空泡化。通过一种自噬诱导肽 Tat-Beclin 1 诱导自噬依赖性细胞死亡的发生。自噬依赖性细胞死亡可能在神经毒性和缺氧缺血诱导的神经元死亡中起重要作用，提示这种类型的细胞死亡可能作为神经保护的靶点。

此外，还有氧化应激诱导 DNA 损伤激活的 Parthanatos 死亡、通过同类细胞相互吞噬导致的 Entotic 细胞死亡、还原型烟酰胺腺嘌呤二核苷酸磷酸（reduced nicotinamide adenine dinucleotide phosphate，NADPH）氧化酶介导的活性氧产生和组蛋白瓜氨酸化调节的 Netotic 细胞死亡、细胞内碱化作用驱动的 Alkaliptosis 死亡和氧自由基诱导的不依赖半胱天冬酶的 Oxeiptosis 死亡。

二、被刻意"忽略"或"遗忘"了的思考

多样性和异源性展现出细胞死亡的"多姿多彩"，其中究竟蕴含着什么样的生物学价值和深刻的哲学启示？遗憾的是，大多数的研究并没有触及这样的问题。研究者们热衷于发现"新"的死亡方式和死亡信号分子，热衷于将一种新发现的细胞死亡方式与他们研究的疾病相联系，尽管此前他们已经很多次用不同的细胞死亡方式来解释同一种疾病。追逐一种"新"的死亡方式成为一种时尚，炫耀他们在自己研究的疾病中找到了这一"新"死亡方式的最新证据，使得浅薄成为这一研究领域的主流。

第一，几乎每一种导致细胞损伤的具体刺激都可以形

成一种细胞死亡的类型。早先曾经描述过"钙死亡"，今天有铁死亡、铜死亡，或许将来还会出现"锡死亡""铅死亡""汞死亡""铝死亡"……所有的物质在细胞内的堆积都可以导致死亡。这样方式的研究不是说全无意义，至少不是重大的和优秀的选题。其实，众多的细胞死亡通路存在一些共同的"上游"或"下游"机制，上游不过是氧化性损伤、能源短缺，作用靶点无非 DNA、线粒体、内质网、细胞膜，下游机制有细胞膜破裂、溶酶体水解、染色质碎裂等。为什么不可以从这些共同的机制中发现统一的调控规律？这样将会使这个领域的理论体系更加简化而深刻。

第二，一种组织细胞只预设存在一种死亡方式还是有多种死亡方式供其选择？如果可以选择，细胞将会根据什么理由作出选择？细胞或机体将选择利益最大化的细胞死亡方式。如果是疾病状态，细胞的选择能力可能丧失，或者出现错误的判断。很不幸，没有看到这样的研究意识。

第三，细胞的坏死是被动的无可奈何的结局，程序性死亡是细胞主动"求死"的行为，就单个细胞而言不符合生命的基本准则，应该是多细胞生物整体的趋利避害、"壮士断腕"行为。所以，发动细胞自杀的信号源或指令应该最终来自机体整体，同时还要选择和决定由哪些细胞来执行自杀的指令。

  从以上 3 个递进的思考角度，不是会产生许多深刻而全新的研究课题吗？

多能还是万能干细胞

干细胞的话题已经"热"了许多年，现在还很"热"。由于干细胞本身的奇幻的生物学特性，干细胞在许多没有有效药物治疗的疾病治疗中表现出的神奇疗效，还有人类对衰老、不可逆损伤的组织器官的修复和替代的愿望，或许还有利益的驱动，都使得干细胞"高热不退"。政府或非政府机构大量的立项资助、顶尖学术期刊的青睐，使得干细胞的基础和应用研究显得"高端大气"。不过，这许多年来，关于干细胞基础研究和干细胞应用研究的重大突破却寥寥可数。笔者认为，学术界是时候对干细胞的科学问题进行理性思考了。

一、干细胞的"素颜"

其实干细胞很早就被人们所认识。干细胞泛指体内所有尚未分化但具有分化成为各种细胞的潜能且具有不断自我复制能力的细胞。自我复制能力和多向分化潜能是干细胞的两大主要特征，因此干细胞类似"种子"细胞。一般情况下，干细胞处于稳定的"静默"状态。机体遭遇某种刺激或某种信号发生时，干细胞被唤醒激活，一方面可进行大量复制，另一方面复制出来的细胞同时向其他细胞类型方向分化。越是生命的早期，干细胞分化的潜在方向越宽，随着复制的传代和分化的进展，其可以分化形成的细胞类型逐渐变窄，最后分化成熟为特定的"终末"细胞时，其复制能力和多向分化潜能完全消失。干细胞初始复制的另一小部分细胞不进入分化进程，仍然作为"种子"停留在干细胞阶段。生物体内有若干种干细胞分布于不同的组织器官，这类干细胞的分化方向逐渐变窄，只能向一定方向的细胞类型分化，成为定向干细胞。干细胞的重要性主要体现在：①干细胞是个体发生和发育的基础。人的精子与卵子结合形成受精卵，是启动生命的第一个干细胞，人体内所有的细胞均来源于受精卵；②从胚胎发育到生命终止，干细胞存在于生命的各个阶段，在身体的生长、维修、更新、损伤修复中起着主要作用。目前用于科学研究的人类干细胞主要有 3 种类型：胚胎干细胞、成体干细胞和诱导多能干细胞。胚胎干细胞是胚胎发育早期的细胞；成体干细胞的概念比较广泛，包括来自胎儿、胎盘、脐带血和成人组织中的干细胞；诱导多能干细胞是通过人工操作，用转基因方法将非干细胞转化成为类似于胚胎的干细胞。三类干细胞均具有干细胞的共同特征：未分化、具有自我复制和形成其他细胞类型的潜能。三类干细胞之间的差异主要是分化潜能的高低：胚胎干细胞在体外具有无限自我复制潜能，可以分化成人体内所有的细胞类型；成体干细胞是胚胎干细胞的后代，在体外自我复制的能力相对有限，通常定向分化形成相应的细胞类型；诱导多能干细胞的自我复制和分化能力类似胚胎干细胞。

二、干细胞披上了"皇帝的新衣"

胚胎干细胞、成体干细胞、诱导多能干细胞所具有的不同生物学属性激发人们从不同层次、角度、发育阶段去探索生长发育的奥秘，通过研究调节控制干细胞生长分化的机制，了解衰老退变性疾病以及癌症发生发展的原因和机制，进而能够充分利用不同干细胞的优势，为预防和治疗目前医学不治之症提供安全有效的途径。干细胞的发现之所以引起了全世界的关注，是因为人们期望可以利用它们的功能，治疗目前医学上的疑难杂症，更新和改善衰老退变器官的生理功能。研究人员普遍认为和宣称，干细胞几乎无所不能。例如：干细胞改善内分泌系统、干细胞修复神经系统、干细胞修复呼吸功能、干细胞保护血液循环系统、干细胞调节消化系统、干细胞保护运动体系、干细胞调节泌尿系统。看来，干细胞称为多能还不够，简直就是"万能"。是否为了争取项目经费，加之媒体的渲染，研究人员和机构向社会、向资助机构作了"过度的承诺"？可是泡沫总是会破灭的。

其实，大多数以临床应用为目的的干细胞研究仍然处于早期阶段。胚胎干细胞虽然可以在体外大量扩增，满足临床应用所需，其强大的分化能力可以用于制备不同功能的细胞来治疗相应疾病，但目前还不能控制胚胎干细胞输入体内后的生长分化，极大地增加了临床应用的风险，故目前多用于基础研究。成体干细胞虽然不易大量培养，但分化相对稳定，临床应用的安全性远远高于胚胎干细胞，目前很多类型的成体干细胞已经进入临床研究阶段。诱导多能干细胞具有在体外大量扩增和分化成为其他细胞的优势，其制备无须破坏胚胎，但因为缺乏对细胞转化机制的了解，临床应用的安全性有待进一步评估，目前也主要用于基础研究。

现阶段，人们从以下几方面解释干细胞治疗疾病的机制：一是利用干细胞作为旁分泌信号，释放信号物质或营养生长因子，调节改善衰老和病变细胞的代谢和功能；二是干细胞本身的增殖分化替补和填充缺损病变，修复组织器官的正常结构。后者似乎更为人们所理解和喜爱，因此研究也较多。无论是哪一种机制，目前在基础理论或逻辑上都相当不完备，总的策略还处在"黑箱"状态和"试错"阶段。从"内分泌"或"营养"机制看，我们还不知道什么阶段的干细胞会释放什么样的内分泌因子或营养因子，有些可能适合或有用，有些可能对靶组织或靶细胞无用。因此总体上是盲目的或难以预期的。如果是用于替代和填充，目前无法控制输入的干细胞是否能够定植在我们希望的部位，无法控制干细胞一定会分化成我们需要的细胞类型，更无法做到让增殖的细胞排列成正常组织的有序结构。只有高度有序的组织如肝、肾、脑、肺、心等器官组织才能正常发挥生理功能。当然，输入的干细胞有无可能变成肿瘤也同样令人担忧。总之，干细胞目前还做不到"万能"。

细胞内信号分子的"职责"

一、"明星"其实很平常

毫无疑问，细胞的许多功能实现有赖于胞内信号分子和信号通路的作用。因此，胞内信号分子及信号通路一直是医学和生命科学的关注点和热点。现在关于医学和细胞生物学的研究论文，几乎没有不涉及细胞内信号和信号通路的。任何一个细胞现象的发现和描述，总是要试图找出一两个细胞内信号分子或信号通路以表现其做了机制的探讨；在研究某个基因或蛋白质的作用时，只要证明其能够激活或抑制某个信号分子或通路，则认为有了某方面的功能，文章就可以"自圆其说"了，"故事"就可以"完整"了。譬如说，通过实验或生物信号分析，某个基因或蛋白可能调控了 NF-κB，则被认为参与炎症调控；某个细胞事件激活或启动了转化生长因子 β（transforming growth factor-β，TGF-β），那它就会促进纤维化。曾经遇到不止一个学者宣称自己是专门从事细胞内信号研究的。可见，胞内信号分子和信号通路是多么重要多么前沿的研究领域。

二、"明星"亮相

当前，研究得较多且堪称"明星"的胞内信号分子和相关信号通路有以下几种。

（一）NF-κB 信号

NF-κB 最早于 1986 年从 B 淋巴细胞的细胞核抽提物中找到的转录因子，它能与免疫球蛋白 kappa 轻链基因的增强子 B 序列特异性结合，促进 κ 轻链基因表达，故而得名。NF-κB 属于真核细胞转录因子 Rel 家族成员，广泛存在于各种哺乳动物细胞中。细胞内 NF-κB 的活化过程受到精细调控。通常情况下，细胞质中的 NF-κB 处于失活状态，与抑制蛋白 IκB 结合成三聚体复合物。当出现 TNF-a 信号、炎症因子以及 LPS、紫外线等外界刺激时，细胞因子与细胞膜表面的 TNF 受体结合后，TNF 受体发生多聚化，经一些中间信号分子的募集和传递，将信号传递给 IKK(IκB 激酶)。IKK 是不同上游刺激激活 NF-κB 信号通路传递的汇聚节点，使 IκB 的 a 亚基和 b 亚基磷酸化。IκB 随即从异源三聚体中解离并被降解，而受到 IκB 抑制的 NF-κB 得以暴露其核定位结合域，从细胞质进入细胞核内，与核内 DNA 上的特异序列结合，启动或增强相关基因的转录。该通路被认为与炎症反应有关。

（二）JAK-STAT 信号通路

JAK-STAT 信号通路是近年来发现的一条由细胞因子刺激的信号转导通路，参与细胞的增殖、分化、凋亡以及免疫调节等许多重要的生物学过程。该信号通路主要由 3 个成分组成，即酪氨酸激酶相关受体、酪氨酸激酶 JAK 和转录因子 STAT。细胞因子与相应的受体结合后引起受体分子的二聚化，与受体耦联的 JAK 激酶相互接近并通过交互的酪氨酸磷酸化作用而活化。JAK 激活后将含有 Src 同源区 2(Src-homology domain 2, SH2)结构域的 STAT 蛋白招募到"停泊位点"。并催化结合在受体上的 STAT 蛋白发生磷酸化修饰，活化的 STAT 蛋白以二聚体的形式进入细胞核内与靶基因结合，调控基因的转录。一种 JAK 激酶可以参与多种细胞因子的信号转导过程，一种细胞因子的信号通路也可以激活多个 JAK 激酶，但细胞因子对激活的 STAT 分子却具有一定的选择性。

（三）Ras，PI（3）K 和 mTOR 信号

Ras，PI（3）K 和 mTOR 是一组与细胞增殖相关的蛋白激酶。在正常的真核细胞内，该通路可使得细胞在环境营养因子受到限制的情况下仍然能够生长。这条确保细胞在环境适宜条件下发生增殖的信号通路，可被肿瘤细胞利用，因而使得肿瘤细胞在养料匮乏的条件下可以存活并生长。

（四）Wnt 信号通路

Wnt 信号通路在进化过程中高度保守，广泛存在于各种动物中。Wnt 信号在动物胚胎的早期发育、器官形成、组织再生和其他生理过程中，具有重要作用。该信号通路中的关键蛋白发生突变，导致信号异常活化，可能诱导肿瘤的发生。Wnt 是一类分泌型糖蛋白，通过自分泌或旁分泌发挥作用。Wnt 信号通路的成分复杂，包括分泌蛋白 Wnt 家族、跨膜受体、若干激酶、β-Catenin 及转录因子。Wnt 信号通路包括 3 个分支：①经典 Wnt 信号通路，通过 β-Catenin 激活基因转录；②Wnt/PCP 通路，通过小 G 蛋白激活 JNK 调控细胞骨架重排；③Wnt/Ca^{2+} 通路，通过释放胞内 Ca^{2+} 来影响细胞粘连和相关基因表达。一般提到 Wnt 信号通路主要指的是由 β-Catenin 介导的经典 Wnt 信号通路。

(五) 骨形态发生蛋白信号通路

骨形态发生蛋白(bone morphogenetic protein，BMP)是TGF-β超家族中的重要成员。通过调节一系列下游基因的活性，控制中胚层形成、神经系统分化、牙齿和骨骼发育以及癌症发生等生物学过程。BMP信号的传递主要通过配体BMP与细胞膜上的丝氨酸/苏氨酸激酶受体特异性结合，形成配体受体二元复合物。同时，Ⅱ型受体还能够活化Ⅰ型受体，并进一步将信号传递给细胞内的Smad分子。在BMP和TGF-β信号由细胞膜传递至细胞核的过程中，Smad蛋白起到了关键性的作用。在细胞核内，Smad多元复合物在其他DNA结合蛋白的参与下作用于特异的靶基因，调控靶基因的转录。

(六) Ras2MAPK信号转导途径

Ras上游通路主要是激活阶段，被磷酸化激活的受体，如血小板衍生生长因子受体(platelet-derived growth factor receptors，PDGFR)、表皮生长因子受体(epithelial growth factor receptor，EGFR)可直接结合生长因子受体结合蛋白，也可以间接结合并磷酸化含有SH2结构域的蛋白质后再激活生长因子受体结合蛋白。Ras下游通路是胞内分子的一系列磷酸化激酶激活反应。GTP取代GDP与

Ras 结合致 Ras 被激活，再激活丝氨酸、苏氨酸激酶级联放大效应，招募胞浆内 Raf1 丝氨酸和苏氨酸激酶至细胞膜上，Raf 激酶进而磷酸化 MAPK 激酶，后者激活 MAPK。MAPK 被激活后转移至细胞核内，直接激活转录因子。另外，MAPK 刺激 Fos、Jun 转录因子形成转录因子 AP1，启动 *myc* 基因转录，其转录产物也是转录因子，能激活其他基因。最终，这些信号促使细胞从 G1 期进入 S 期。因此，Ras/Raf 通路在受体信号和 G1 期进展之间发挥作用。

三、让"明星"有更多的逻辑和思想

以上列举的主要细胞内信号通路都不是单个的信号分子，而是多个分子的连续级联反应。为什么细胞内信号传递不采用更为直接、更为简捷的方式呢？

第一，这种信号递送方式可以使信号强度在传递过程得到逐级的瀑布式放大。

第二，多个连接节点的存在，令周围环境或调控因素有较多的作用机会，因此可以增加信号传递的可控性。

第三，多节点使得不同信号通路间发生交叉对话，形成信号通路网络，使得细胞内状态的稳定性增加，抗干扰能力提升。

第四，信号通路的中间环节的组件仅负责联系上下游，起到胞内信号途径的简并作用，可以与感受原刺激的上游组件或产生输出效应的下游组件相对灵活地组装或切换，以保证在信号简并的情况下的刺激—效应的特异性对应关系。

那么，细胞内信号分子或信号通路的真正作用或者说"职责"是什么？像本文开头所指出的那样将某个具体的信号分子视为某种生理或病理现象是不妥的。比如炎症，是多种细胞参与的反应，并非单个细胞所能完成，更何况单个的细胞内分子。一般而言，细胞内的单个信号分子不应该被贴上某个功能或现象的"标签"。NF-κB 不能被贴上炎症的标签，正如 TGF-β 不能被贴上纤维化的标签一样。确实，也存在 NF-κB 抑制炎症的观点，其他的信号分子也有不同效应甚至矛盾效应的报道。这就提示，细胞内单个的信号分子不决定最终输出效应。决定刺激—效应的特异性对应关系应该是整个通路的上下游节点。通路的职责就是传递信号，其组件就是信号分子，而不是功能分子或效应分子。特异性刺激—效应关系只是"借助"信号通路完成连接，通路不过起到了"导线"作用，犹如"聪明的汉斯"。

信号分子或信号通路以什么样的方式存在？显然，如果单个信号分子以游离形式存在于细胞内液相，仅依靠分子间的热力学碰撞相互反应的话，效率是很低的，也不够"安全"。符合逻辑的推测应该是，构成上下游的信号分子固定在膜相，有比较密切的空间毗邻关系，便于相互作用，或者空间位置上相邻近的酶之间传送"待加工"的底物，形成流水线工序。或者，上下游关系紧密的信号蛋白依靠相分离机制形成类似无膜细胞器样的信号超分子组装。至少在信号正在传递的状态保持这样的方式。至于某些信号分子激活后在细胞内跨区域定向移动，类似入核或出核过程，不太可能是随机的或漫游的方式，有可能有专门的"路径"或"虫洞"或运载工具。这方面目前几乎未知，却是很有趣、很有意义的问题。

信号通路如何开关和如何控制？当配体与受体发生作用或其他刺激令受体激活后，启动了信号超分子组装，信号通路打开；超分子组装分离及信号分子降解，信号通路关闭。然而，是什么样的信号触发超分子组装分离而使通路关闭，尚不清楚。推测可能是最终输出效应强度达到定值后激发的负反馈机制，或者是配体—受体激活后立即通过旁路激活启动了延迟降解机制，降解信号分子。更促进想象力的问题是，一个具体刺激作用后选择什么样的超分子组装传递信号。有理由相信，单个信号分子可以与不同的其他蛋白质分子形成不同的超分子组装，而不同的超分子组装信号传递的送达终端不同，故产生不同的效应。

如果真相正如所推测的这般，则可以人为地组装不同的信号超分子，构成如"插件"般的功能元件，干预或切换细胞的功能。

细胞内信号分子或信号通路确实是有意义、有深度的研究题材，迄今为止的知识积累已经非常多，技术手段也较过去更先进，可以构建新的研究思路，挖掘新的研究课题，获得新的研究成果。创新，需要思想引领。

09 细胞无奈重编程

一、代谢重编程成为"时尚"

细胞依靠葡萄糖氧化磷酸化代谢生成的 ATP 是细胞所有生命活动的能量来源。然而，肿瘤细胞"宁愿"放弃高效率的氧化磷酸化途径而选择效率低下的糖酵解途径作为其 ATP 产生的主要方式，即使有充足的氧供应、即使有完整且数目足够的线粒体的存在。这就是所谓的"瓦伯格效应"。瓦伯格效应是肿瘤细胞内发生的对原有糖代谢固定程式进行的改造，被人们用了一个新短语描述——"细胞代谢重编程"。

细胞代谢重编程的根本目的就是满足能量需求，细胞主动改变代谢模式以提高产能，促进细胞增殖和生长。细胞重编程不仅能帮助细胞抵御外界胁迫，还能赋予细胞新的功能。瓦伯格效应是目前研究最为广泛的细胞代谢重编程模式之一，即肿瘤细胞通过改变能量代谢方式以快速适应低氧、酸性、营养物质缺乏等微环境而快速增殖的现象。紧随瓦伯格效应之后，除糖代谢之外，肿瘤细胞中也存在脂代谢、氨基酸代谢的重编程。在其他组织细胞中，包括心、肝、肾、脑、免疫细胞、肺和气道等，无论是生理功能的改变，还是疾病状态，代谢重编程现象几乎无处不在。近年来，以代谢重编程为关注点的高分研究论文不断涌现。而且，近几年国家自然科学基金的资助项目中，代谢重编程相关项目的比例呈指数增长。说明代谢重编程已成为当前生命科学和基础医学研究的一大热点。

二、细胞重编程的研究策略

当前，细胞重编程的研究策略主要有以下几种。

第一，寻找细胞重编程存在的证据。无论是肿瘤细胞或是其他细胞的生理或病理状态，如果某一代谢过程的主要方式从原来的主流途径切换至旁路或替代途径，就可以被认为发生了细胞重编程，以此解释疾病发生或功能改变。

第二，扩大细胞重编程概念的覆盖范围。研究者们将细胞重编程的概念和方法引入他们熟悉的或感兴趣的研究领域，以期在他们感兴趣的领域发现"新"的细胞重编程现象，将"细胞重编程"从肿瘤的专属权利中解放出来，发现"新矿"，并进一步证明细胞重编程的普遍性。

第三，研究具体的某个细胞重编程的分子细节，更精准地解释重编程在疾病中发生的机制和意义。寻找出关键分子如关键酶或代谢中间产物或终产物，作为分子标志物帮助对疾病的诊断或病情、预后的评判，也可作为治疗的分子靶标。

从现有研究的策略和路径看，蕴含着研究者不同的目的和意义。有相当"纯粹"的科学追求，解释疾病发生机制，发掘疾病诊断治疗新靶点，发现新的生物学规律。但是也似乎能看到追求时尚、争取项目、抢发论文等功利的影子。笔者有一个习惯，对一个新出现的概念和研究领域，在没有充分理解其逻辑合理性和意义之前，不敢轻易涉足。关于细胞重编程，笔者正处在这一个阶段：关心着，思考着，但还未动。在细胞重编程这一命题上，还有什么问题我还没有想清楚呢？

三、需要思考的问题

首先还是从瓦伯格效应说起。肿瘤细胞为什么采用糖酵解这样的低效率方式？回顾葡萄糖氧化产能的大致过程：葡萄糖磷酸化活化后总体上经分解代谢过程产生丙酮酸，此为第一阶段。此阶段可产生 2 个 ATP 分子。然后产物在线粒体中进入三羧酸循环，经氧化磷酸化及呼吸链传递，产生 30 个 ATP 分子。如果氧供应不足，第一阶段的中间产物丙酮酸不能全部进入氧化磷酸化，转变为乳酸。乳酸是糖代谢"半路"的中间产物暂时储备形式。可见，糖代谢的完整过程由第一阶段的"糖酵解"和第二阶段的氧化磷酸化连续构成，两阶段是上下游关系。正常细胞的糖代谢是完整的全过程，以氧化磷酸化为供能的主要途径。在成熟红细胞或某些在无氧条件下生存的单细胞，缺失氧化磷酸化途径，只能以糖酵解这种低效率方式供能，是一种无奈之举。可以推测，氧化磷酸化在进化上应该后于糖酵解出现且优于糖酵解，是正常细胞优先选择的方式。肿瘤细胞一般而言应该在功能上更为活跃，对能量的需求更大，如果仅仅采用糖酵解功能，势必难以满足能量的需求。虽然说肿瘤细胞即便在有氧条件下也表现出较高的糖酵解水平，但我不知道有没有观察到此时的氧化磷酸化水平是否同样呈现高水平？若氧化磷酸化水平并不伴随糖酵解水平而增高，说明确实发生了糖代谢重编程。若氧化磷酸化水平与糖酵解水平并行增高，则意味着重编程并未真正发生，"重编程"只是一个假命题。由于肿瘤细胞生长快，会遭遇相对缺血和乏氧，糖酵解增强只是一种代偿机制，并通过乳酸和二氧化碳等酸性物质刺激血管增生，增加血液和氧的供应，这却不是真正意义上的重编程。至于将糖酵解作为治疗靶点，如采用糖酵解关键酶的抑制剂治疗肿瘤，对肿瘤细胞固然可以抑制甚至可以杀灭，然而因为正常组织细胞也是以糖酵解为糖代谢过程的前提，可能使正常细胞遭受池鱼之殃。有些研究如心肌病、脓毒血症时的代谢重编程，此时氧化磷酸化因线粒体故障可能缺失，糖酵解尽管功能效率低，毕竟聊胜于无。用糖酵解抑制剂治疗只可能雪上加霜。

如果说肿瘤细胞的代谢重编程概念还可接受的话，将细胞重编程的概念覆盖扩展到所有功能细胞，就有点东施效颦的意思了。大多数细胞的大多数代谢或功能过程都存在主要途径之外的"旁路"途径，这种冗余性设计是一种安全阀和备用装置，保证机体功能的安全性，行使代偿补救作用，是一种高级别的稳态措施。细胞或机体遭遇意外打击或高强度应激压力时，启用代偿机制或"旁路"替代，是很平常不过的事件，用"重编程"这一词语就显得牵强了。就字面理解，"重编程"有很强的拟人化和主动改变固有设计的意思。所报道的大多数"新"发现的细胞重编程，好像是细胞很愉悦地选择新的反应模式，其实不过是细胞在面对某种压力或打击时不得不采取的代偿举措，是无奈之举。原本就不是什么新的科学问题。

10　生命活动中的相变

　　相变源自物理学的概念。物质在地球上的自然形态有固态、液态、气态和等离子态，成为不同的相。物质从一种状态转变为另一种状态就是相变。导致相变的驱动因素是温度，温度改变物质分子的热运动，使相邻分子间的相互作用力改变，因而改变相邻分子间的黏附力和相对的空间位置关系，譬如从整齐排列呈晶格状的固态转变为非晶格状的流动态。相变是热力学中比较成熟的学科理论。最近，相变的概念被引入生命科学，用相变理论的语言、观测方法和指标来研究生命活动，尤其是研究细胞、蛋白质和核酸分子等微观细节与器官、组织的宏观表象之间的关系，用以解释细胞动能、信号传导、机体发育、疾病、肿瘤和衰老。一个新的交叉学科即将形成，生命科学中一个新的热点即将到来，值得关注。

一、无膜细胞器的形成和调控

细胞中相变和相分离研究的一个引人注目的成就是基于相分离的无膜细胞器的形成和调控。相位分离在多种细胞过程中起作用，包括形成经典的无膜细胞器、信号复合物、细胞骨架和许多其他超分子组装。所谓相位分离指的是一种去混合的状态变化，即本来均匀且充分混合的溶液重新出现分布不均匀现象，使得不同的空间区域被不同浓度的物质占据，产生高浓度区域和低浓度区域。表面上看，这是逆热力学第二定律的变化，物理化学解释为一种溶液中物质不互溶比高所致自由能增高的效应。相变则表示分子的相位或状态转变。众所周知，细胞区室和细胞器是细胞内结构的基本形式。大多数熟知的细胞器通过膜结构与周围环境隔开。另外还有许多无膜结构的细胞器，如细胞核中的核仁、核斑点，以及细胞质中的应激颗粒、加工小体、中心粒等。无膜细胞器是没有膜结构限定的细胞区室，通常是由蛋白质和 RNA 形成的超分子组装体，通过相位分离形成。相位分离原本是聚合物化学中常见的现象，近期才运用到生物大分子中。曾经有研究发现，一些蛋白质（如血红蛋白），浓度高时在体外会发生相位分离，但并不清楚其意义。直到近年，人们逐渐认识到蛋白质和其他大分子(如 RNA)可以形成充分混合或空间组织的凝聚物,并在不同的物质状态之间切换。无膜细胞器通常被称为生物分子缩合物,并且遵循与其他聚合物相同的物理原理。在生物相位分离中,凝胶被认为是固体的同义词,凝胶化被认为是从液体转变为固体的过程。凝胶由分子间互作的系统网络形成,可以通过其组成型大分子的连通性来贯穿凝胶。如果凝胶具有长寿命的交联和高密度的交联,那么材料性质可以与固体的性质一致。相反,具有短寿命交联和/或低密度交联的凝胶将具有类似于液体的材料特性。实际上,细胞器可以是液体、某种形式的固体、液体凝胶、固体凝胶、结晶固体、半结晶固体或液晶,这取决于空间排序的程度和排序的方向偏好。蛋白质组学和遗传学研究已经确定了几种无膜细胞器的蛋白质成分,这些研究表明,蛋白结合结构域和/或线性基序的多价性是驱动蛋白质(或 RNA 分子)相变的关键。引起关注的一个特征是驱动相变的蛋白质中大多都存在内部无序区域内部无序区域(intrinsically disordered regions, IDRs)。富含 IDRs 超分子组装体的形成会促进不同性质的无膜细胞器的形成。相变是一个协同转换过程,涉及来自多价蛋白质之间的相互作用。这些多价蛋白相关结构域/基序之间的非共价相互作用使得交联发生,产生凝胶化。蛋白质聚合物也可以通过密度转变缩合,从而形成与稀相共存的致密相。凝胶化的物理过程，或者说溶胶—凝胶转变，是相关功能域/结合基序的效价对相变驱动的结果。凝胶化和密度转变两种类型转变的协同作用共同促成了无膜细胞器的形成，即更熟知的生物分子缩合物的形成。理论模拟和实验结果都发现，内部无序区域（相变的决定因素）和液滴内蛋白质模块的密度和组织形式，是推动相变的关键作用。蛋白质无序区域在相分离及无膜细胞器形成中的作用必然影响多方面的细胞功能，这足以解释其广泛存在于真核生物中的合理性。IDRs的突变与蛋白质相分离异常致蛋白聚合物沉积的疾病相关。神经退行性疾病中的某些关键蛋白恰恰是无膜细胞器的组件，这些组件的装配在形成、维持或清除过程中发生错误的调节可能导致病态聚合的形成。试管或细胞中动态蛋白液滴及水凝胶会自发形成固态聚合，表明这种动态的装配并不具有稳定性。这种从液体到固体的相变可被疾病相关突变所促进，表明相变对病理研究的重要性。此外，自噬、线粒体功能等间接影响无膜细胞器的生成或清除，影响蛋白质相分离和相变，与衰老及蛋白质聚集性疾病相关。

二、器官发生和组织构建

相变研究的另一个主战场是尺度稍大一点的细胞和

组织层面。这一尺度以较为宏观的姿态将生物系统所表现出的状态与物质的物理状态进行类比，用物理学的概念、术语描述器官发生、组织构建、细胞运动及细胞外基质，并进行物理指标的测量和分析。将单细胞比作微观粒子，解释宏观现象。生物系统也表现出类似于物质的物理状态——固体、液体和气体。不同状态阶段是由更小的组成成分细胞及细胞之间的相互作用产生，这些相互作用表现出宏观特性，如流动性、刚性和对形状及体积变化的抵抗力。从刚性/固态到流动/流体，或从流动到刚性的转变，就是相变，可以定义生命过程中发生的大部分情况，特别是在早期发育或癌症等疾病的进行期间。集体移动的细胞还可导致生物系统中的运动相变，类似于多粒子系统，其中粒子可以相互作用并显示以特定速度为特征的亚群。从理论角度并借助生物系统中的实验证据讨论生物和惰性物理系统之间类比的相似性和局限性，重要的是要承认生物材料的宏观性质及其修饰是由细胞微观性质之间复杂的相互作用产生的，包括生长或死亡、相邻相互作用和基质的分泌，以及生物系统特有的现象。

（1）组织形态发生的相变。细胞是生物体的结构和功能的基本单位，然而，细胞在生物体内被高度有序化地组织起来，以整合形成合理的结构和实现适当的功能。物质呈现固体、液体和气体 3 种状态，微观层面上其组成粒子之间的相互作用不同，在宏观层面表现为流动性、刚性、对形状和体积变化的抵抗力等特性。与此相似，生物系统的宏观状态也取决于其组成成员细胞与其邻居和细胞外介质相互作用，细胞外介质通常也由细胞本身产生。骨、软骨或树皮是生物学中常见的固体状材料，类似流体的行为在生物组织中更为常见，尤其是在动物界。在胚胎形态发生过程中，胚胎的形状变化由单个细胞形状变化和细胞拓扑重排之间的相互作用造成。比如，在原肠胚形成过程中，胚胎组织表现得像液体那样容易变形。一些上皮组织表现出流体液相特征，在长程上高度有序，如液晶。有时候细胞之间的相互作用力最小，单个细胞似乎完全独立活动，类似气体。胚胎发育、肿瘤扩散过程中，组织的形态或细胞的行为明显地发生着相变。与一般的大多数物理系统所不同，生物组织的状态短暂而不稳定，也即更容易发生相变。其原因是其组成细胞在不同时间尺度上的生长和材料特性的变化。细胞群可以通过改变其微观（细胞内）特性来改变其宏观（细胞上）行为，如特定的细胞表面或膜蛋白，细胞骨架的重排，细胞器的数量、大小和分布的变化。上皮细胞到间充质细胞的转变就是这样的例子，其时间范围可以从几分钟（斑马鱼原肠胚形成）到几个小时（小鼠原肠胚形成）到几天（肿瘤）。相变的标志之一是系统有序性的变化，性质变化既可以是突然的（不连续的一级相变），也可以是渐进的（连续的二级相变）。在一般物理系统，这种变化通常由外部条件（控制参数）如温度、压力或密度的改变引起。在生物系统中，条件的变化却通常来自内部，如生长速率、细胞分裂、迁移、黏附、排列等。真正的流体到固体的转变会发生长程结晶顺序的自发涌现，而在生物系统中的刚性相变过程，物质在固体和液体中的无序状态持续存在，被称为堵塞。其实相变中的堵塞在材料工程中已被广泛讨论，也可描述在 2D 和 3D 环境下、生物组织中刚性地出现，其中拥挤、张力驱动刚性和波动减少 3 种机制单独或协同作用，阻止细胞运动，从而导致"堵塞的组织"。类似于多粒子系统中的粒子因相互作用表现为具有不同特定速度的粒子群，生物系统也可以在集体移动的细胞中表现出动力学相变和堵塞。生物组织的相变还可以表现为黏弹性变化和热力学变化，除此之外，还存在所谓的动力学相变。比如，当细胞密度超过临界值时，以低细胞密度作为个体迁移的细胞形成连贯的运动细胞群，表现出从无序状态到有序状态的转变。

（2）相变的起源：分子、细胞和多细胞。物理系统中的相变由有限数量的参数控制，如温度、体积和应力。由于生物系统的复杂性，可以预期参数数量将变得更多，从而将简单的相图转换为复杂的多维相图。起作用的控制参数可以是生化的（如 pH、O_2、信号分子等），也可以是物理的(如压力、密度等),其从分子到多细胞尺度上起作用。在经历类似于堵塞相变的转变的细胞单层中,有人提出用细胞运动来代替温度,用密度代替体积分数,用细胞间黏附的倒数代替应力。这些参数具有分子起源,可导致单细胞和多细胞水平的变化,从而导致相变。主动驱动的细胞重排导致生物组织尺度的形状变化和流动,细胞密度或等效的体积分数是与相变相关的物理参数,很大程度上决定了细胞之间相互作用的频率。当以高细胞密度铺板时,观察到由 MDCK 细胞组成的运动上皮中集体迁移细胞的速度场非常一致。对肿瘤细胞的研究表明,当小GTPase RAB5A 酶过表达时,细胞会表现出集体运动,让人联想到动力学(聚集性)相变。肿瘤球体中持续和协调的运动逐渐重塑了细胞外间质,进一步促进了癌细胞的集体侵袭和扩散。局部邻域内细胞运动方向的对齐很可能是趋向性或机械趋向性的结果,其表现为几种细胞直径的整体排列。最近,又提出了一个被称为细胞抖动的等效参数来类比为离子系统中的有效温度,细胞抖动是衡量细胞之间接触波动的指标,是由多种分子过程引起,这些分子过程可以调节细胞间黏附或细胞收缩。细胞表面静态张力改变、细胞的脉冲收缩、细胞的迁移运动、细胞的分裂和死亡都是触发相变的动因。基于生物组织相变起因的讨论,若干方法和指标被用于相变测量,有流变测量(接触性测量，包括微观流变和中观流变）如原子力显微镜、运动学测量（非接触性测量）如荧光实时成像等。

目前，在生物相变领域的研究者堪称先行开拓者。展开的科学问题围绕：①生物材料的刚性、黏弹性、流动性的分子机制及其相变的驱动机制。这类问题其实本质上仍属于传统的热力学或材料力学范畴，涉及细胞衰老、细胞运动、血液或组织液流动等生物学基本问题，也涉及如"渐冻症"等临床疾病描述。②细胞内生物大分子的空间排列关系，如细胞内非膜性细胞器的生成、转移及变换。其实细胞内某些蛋白质分子发挥功能时从液相到膜相的相互转变、信号超分子组装及其切换也应该属于这类问题。许多蛋白质似乎已经进化出驱动无膜细胞器形成或被募集到无膜细胞器的能力。然而为什么细胞需要这样的结构？它们的生化功能是什么？令人惊讶的是，这些问题基本上没有答案。③细胞的排列或组织构建，包括细胞与相应组织结构相适应的外形、黏附力和黏附分子、基质成分的物理性质及其作用。涉及胚胎发育和器官形态发生，是有序程度增高的过程。而衰老、肿瘤扩散转移时，细胞排列的有序性降低。人们将细胞的组织有序程度类比为物质的固态、液态甚至气态，也仅仅只是类比。还有人将发育或肿瘤生长过程中组织复杂程度增大、细胞从球形变为其他形状，用模仿几何学和物理学的"对称破缺"

这样的术语来进行描述刻画。

从生命科学研究者的角度，用相变理论的概念、术语、方法研究生命现象和疾病机制，确实非常新颖、别致，富有生气，更吸引年轻学者的兴趣。似乎这一领域还没有一个学术名称，姑且就叫"生物相变理论"吧。但作为一个理论、一个严肃的科学分支，似乎又显得相当稚嫩。首先，对"相变""相分离"这些最基本的概念还缺少明确的定义和清晰的边界，更谈不上有一个逻辑完备自洽的理论框架。从"相变"的字面上作广义的理解，生命活动的很多情形可以用相变来描述：小到细胞膜分子结构的排列和重排、蛋白质和核酸等生物大分子的组装和空间位置变化、蛋白质和核酸分子的三维变构、细胞器的生成和演化这些微观运动，以及细胞的变形、细胞骨架改造、细胞的迁移和运动；大到器官发育、组织生成和重构、器官或整体运动的动力学变化，甚至种群数量的消长涨落。因此，必须有一个对相变的较为严谨准确、边界清楚的概念或定义，在此基础上，根据逻辑关系展开几个科学命题，明确要解决的科学问题或目标，构成基本的学科架构。这样就不至于像现在这样分散、孤立地描述"现象"，甚至于研究不同具体对象的学者之间的交流缺少"共同语言"。

EMT 的终极归宿

上皮—间质转化（epithelial - mesenchymal transition，EMT）是指上皮细胞形态和表型发生转变，获得间质细胞特性的过程。根据胚胎发育过程中细胞的不同形状和结构，将细胞划分为上皮类型和间质类型。这两种细胞各具自身特性：上皮细胞具有细胞极性，能通过表达不同类别的结构性细胞黏附分子，识别空间方位，使得上皮细胞附着于胞外基质上并相互联结，形成各种致密的上皮组织；间质细胞一般不表达结构性黏附分子，能够在细胞外基质中自由移动。20 世纪 80 年代，Greenburg 和 Hay 揭示了上皮细胞的某些特征可向间质细胞特征转化，提出了 EMT 的概念。自此，EMT 作为重要而独特的细胞生物学行为，迅速引起生物医学研究者的兴趣，成为又一个热门话题。EMT 被认为参与了许多不同的生理和病理事件，其中最主要的领域，一是肿瘤的侵袭和转移，二是组织损伤修复和纤维化。许多研究者将 EMT 视作纤维化中成纤维细胞的主要来源。很多研究论文只要看到出现了 EMT 分子标志物，就下结论说"纤维化"了。EMT 成为又一个"俗手"和"套路"模式。认识 EMT 的分子本质、准确描绘 EMT 的逻辑归宿，方能展露 EMT 的本来的美感。

一、EMT 的分子标记

上皮细胞一般借助黏附分子（如钙黏素和整合素等）形成的同源黏附和与细胞外基质的半桥粒黏附，使上皮细胞间形成紧密连接并"锚定"在基底膜上，构成上皮结构和功能的完整。这些结构性黏附分子的表达就成为上皮细胞的表型特征分子标志物。在 EMT 的动态过程中，紧密排列的上皮细胞首先陆续弱化或解聚胞间连接结构，包括紧密连接、黏附连接、桥粒，以及缝隙连接等，使得上皮细胞失去细胞极性，以及失去作为上皮细胞的分子标记——结构性黏附分子。然后通过一系列胞内信号的重编，抑制上皮表型基因表达，同时出现类似间质细胞的表型基因表达和分子标志物，使得细胞内骨架结构重排，进而运动及侵袭性伪足形成，细胞形态由上皮样改变为间质样，细胞外基质的降解蛋白分泌增多，使得原本稳固锚定的上皮细胞获得活跃的侵袭和迁移能力。

二、EMT 的终极归缩

　　上述研究为肿瘤细胞怎样获得侵袭和转移能力作出解释。然而，大多数观察也到此为止了。这些已经 EMT 的细胞最终有了什么样的归宿和结局？大量的事实表明，恶性肿瘤向邻近侵袭或向远处转移后，仍然保持原发肿瘤细胞的形态和生物学特征，并没有按照 EMT 概念暗示的那样预期成为间质细胞或成纤维细胞。如恶性肿瘤细胞真正"转化"成了成纤维细胞倒未必是一件坏事。既然肿瘤细胞的 EMT 并未转化为成纤维细胞，也有理由怀疑损伤修复后或纤维化过程中的 EMT 最终是否转化为成纤维细胞。因此，EMT 这个命名以及其概念就不够确切了。随着 EMT 相关研究的深入，越来越多的证据表明 EMT 及其相反的过程间质—上皮转化不是"全或无"的二进制行为，而是存在许多不同中间状态(上皮—间质表型共存)的多阶段动态渐变过程，上皮表型具有高度可塑性。我们实验室的研究也证明，处于中间状态(上皮—间质表型共存)的上皮细胞拥有最活跃的可塑能力。中间状态的表型能否继续发展为间质细胞尚不能肯定，因为可能我们观察的时间长度没有能够达到这种表型转化的最终点。尽管有文献宣称，利用细胞谱系示踪方法证明纤维化组织中的成纤维细胞来源于上皮细胞，但仍然不能确定纤维化就是 EMT 的最终归宿。反倒是，可以确定的是，中间状态表型大多可以逆向返回原始的上皮表型。在划痕试验愈合过程中，缺损区的修复边缘，细胞呈现间质表型，且呈现活跃的迁移运动能力，一旦缺损区的修复完成，细胞表型重新回归上皮表型，并恢复细胞的极性和上皮样结构。中间状态是继续走向间质细胞还是回归上皮表型，其方向和变化速率与所处的细胞微环境或受到的应激刺激的强度和持续时间有关，其调控机制为细胞表达的黏附分子谱的改变、细胞骨架的改造，以及与细胞外基质的相互作用。因此，大多数研究报告将 EMT 标志物的出现视作纤维化事件实属平庸之见，即使对纤维化机制的研究也几乎没有意义。

上皮细胞失去其通常表达的表型标记如结构性黏附分子，转而表达一些间质细胞表型标记（如 α-SMA 等）形成中间状态，即所谓的 EMT，其意义并非要转化为成纤维细胞，而是细胞进入一种活跃的增殖、迁移运动及组织重塑性所必需的中间状态。EMT 通常发生在器官发育、损伤修复、肿瘤细胞扩散转移时，是一种"暂时"的状态，并非间质细胞所独有。研究 EMT 及其逆过程调控的转折点或平衡点，涉及细胞的骨架塑形、细胞的运动、细胞与基质的关系、基质的物理化学性质对上皮细胞生物学特性的影响，应该是针对这一科学问题的优美解释。

12　损伤的终极途径
　　是氧化还是还原

一、机体伤害谁作俑

　　氧化还原反应是自然界和生物体内最为普遍和普通的化学反应方式。在物质发生化学反应过程，失去电子称为氧化，与之相对应，得到电子则叫作还原。氧化和还原总是成对存在，有失去电子的分子或原子，必然有接收这个电子的分子或原子。同样，在有机物相互反应之间，可以将失去质子即氢原子叫氧化，通常称脱氢氧化；而获得氢原子就是还原。氧化和还原相互依存，没有氧化就没有还原，反之亦然。

　　在我们的经验和常识中，总是将细胞或机体的损伤与氧化相联系。无论是机械损伤、物理损伤、电离辐射、微生物感染性损伤，还是缺血、缺氧造成的损伤，都有氧自

热点·平庸·精彩——医学研究热点辨识

由基的存在，都被认为是氧化性损伤。似乎氧化反应是各种原因损伤的共同的最后的"公路"，是导致细胞死亡的最终途径。因此，从 20 世纪 80 年代以来，氧自由基、氧化应激、过氧化、细胞死亡、损伤几个关键词总是捆绑在一起。感染、衰老、肿瘤、发育不良、退行性病变、器官纤维化及各种疾病的发病机制的研究中，不管早期的分子机制有多么大的差异，最后的途径都是氧化性损伤；同样，无论是细胞坏死、凋亡、坏死性凋亡、焦亡、铁死亡还是铜死亡，细胞的各种死亡方式的直接执行者也都是氧化。从那时起，不仅研究氧化损伤的论文如漫天飞雪，各种抗氧化剂药物、抗氧化食物、抗氧化保健品也成为医生和公众的最爱。

那么，还原呢？还原不总是伴随着氧化的吗？确实，学术界也有还原性损伤的概念，但声音微弱，始终没有成为主流。不知是人们不相信还是不情愿相信，总之还原被忽视了。当氢气被用于临床治疗时，"氧化即损伤、还原即保护"这一信念似乎更加坚定了。其实，氢气并非自由基，其在医学上是否具有治疗活性让人心存疑惑。我常常感到困惑，当机体遭遇强烈应激或攻击时，如缺血缺氧，总体上应该处于还原状态，应该是还原性损伤才对，怎么还会有多余的氧自由基来造成损伤呢？至于缺血再灌注损伤，其机制也被认为是氧自由基在作祟。难道缺血后再灌反不如不灌吗？如果持续缺血而没有再灌，组织或细胞在持续的高还原状态下代谢停止，注定"死路一条"。及时再灌，势必要短时间内产生大量的活性氧等氧自由基以消除高还原状态，可救细胞组织于垂亡状态，但氧自由基也可能造成一定的伤害。这可能是机体偿还所欠下的"氧债"所必须付出的代价。可见，在缺血再灌注损伤时，表面上是氧化性损伤，始作俑者却是还原性损伤。

二、凭什么让氧化"背锅"

为什么各种损伤会表现出以氧化性损伤为终极途径呢？这其实是很有趣且有深度的科学问题。从环境中获取化学能是细胞或生物体的本能和动机，化学能来自摄入食物的分解代谢。代谢过程就是氧化还原过程，这一过程既产生氧化物质又产生还原物质。各种损伤或破坏新陈代谢所依赖的大分子结构，或抑制能量代谢所必需的酶活性，均可影响能量代谢，影响氧化—还原的平衡，并表现为氧化—还原损伤，这是各种损伤的终极途径。生物体内的大多数大分子物质构成基本结构和执行功能。正常结构和功能的维持需要这些大分子有稳定的化学性质。这些大分子的稳定性遭受氧化性攻击的概率和风险要远远大于遭受还原性攻击。因为，在进化史上，最初的厌氧细胞吞噬了能够利用氧的细菌并将其变成自己的线粒体后，细胞得到了氧化磷酸化这一高效率的能量获取方式，并长期离不开氧气了，并且地球上大量的光合植物使生命有足够的氧气得以享受。当然，所产生的新的危机就是氧化性损伤。幸运的是，构筑生命体的大分子、所摄入的大量食物，本身就是还原性分子或在代谢释能过程产生大量的还原性物质以抵抗氧化损伤。因此，机体内氧化和还原反应总体上是平衡的。一般情况下，发生还原性损伤的机会远小于氧化性损伤。

氧化性损伤作用于生物大分子：DNA 遭受氧化性损伤导致基因突变、肿瘤、衰老；蛋白质受到氧化性损伤，影响各种功能，导致发育异常、免疫失衡；细胞膜或胞内膜性细胞器的脂质过氧化可引起细胞结构受损，细胞各种功能和代谢发生异常。因此，氧化性损伤几乎涉及细胞和生命功能的方方面面，也因此几乎涉及各种疾病过程，甚至覆盖全部的疾病谱。氧化性损伤主要来自自由基和活性氧。自由基和活性氧都可以轻易地从其他分子或原子捕获电子，其实也是重要的生物活性物质。具有重要生理功能的物质同时也可以导致机体损伤，是否存在矛盾？任何事情都有两面性，在一般人的认知里，自由基和活性氧乃百病之源，万恶之首，却忽视了自由基和活性氧的积极意义。

三、抗氧化的实质和意义

20 世纪五六十年代，发现辐射损伤与辐射诱导自由基增加，人们只把自由基作为辐射损伤的介质，还没有意识到体内存在自由基，然而自由基是组织细胞损伤因素的概念还是得以被广泛接受。在超氧化物歧化酶在体内催化超氧阴离子发生歧化反应产生过氧化氢被发现证明后，人们认识到自由基是机体的正常成分。至少，在免疫细胞的杀菌过程，自由基和活性氧是扮演正面角色的。既然自由基是介导缺血和炎症等组织细胞损伤的元凶，而缺血和炎症是人类大部分疾病的重要原因，能清除自由基的物质应该可以治疗各类自由基引起的损伤。但后来的结果表明，人们的这一愿望过于乐观。后来出现的氧化应激概念逐渐取代了自由基衰老学说。氧化应激概念基于在许多情况下活性氧大量增加的事实。现在的观点认为，氧化应激是指机体在遭受各种有害刺激时，体内高活性分子如活性氧和活性氮产生过多，氧化程度超出细胞对氧化物的清除的抗氧化能力，氧化系统和抗氧化系统失衡，从而导致组织损伤。通常，人们会把含氮的活性氧称为活性氮，而活性氧则包括超氧阴离子、羟自由基和过氧化氢等，活性氮包括一氧化氮、二氧化氮和过氧化亚硝酸盐等。体内存在两大类抗氧化系统，一类是酶抗氧化系统，包括超氧化物歧化酶、过氧化氢酶、谷胱甘肽过氧化物酶等；另一类是非酶抗氧化系统，包括维生素 C、维生素 E、谷胱甘肽、褪黑素、α-硫辛酸、类胡萝卜素及微量元素铜、锌、硒等。

某种意义上，人体几乎所有的器官确实都极易受到氧化应激带来的伤害，由氧化应激水平升高诱发的最常见疾病有心脏病、癌症、骨关节炎、风湿性关节炎、糖尿病以及神经退行性病变如阿尔茨海默病、帕金森病。如果氧化应激的这些观点是正确的，那么只需要提高机体抗氧化的能力，就应该能控制氧化应激造成的损伤，抗氧化物质对上述这些疾病甚至衰老都应该有理想的治疗和预防效果。但是，先后进行的大量实验最终没有获得预期效果，无论是维生素类抗氧化物质，如维生素 A、维生素 C 和维生素 E，还是一些所谓的天然抗氧化物质，最后全部都没有被证明能治疗或甚至缓解上述疾病。尽管过去采用抗氧化手段没有获得预期的临床效果，但对氧化损伤与各类疾病关系的认识仍是不断被广泛接受。现实状况是，氧化损伤确实非常重要，抗氧化治疗效果仍然值得期待，暗示学术领域对这一问题的沮丧与固执。为什么抗氧化治疗无效？自由基和活性氧既然是机体内重要的生物活性物质，尽管氧化损伤时自由基和活性氧增多，过度抗氧化并非治疗氧化损伤的上策。缺血再灌注损伤时，用抗氧化剂如维生素 C 等治疗，不仅无效，反而雪上加霜。

氧化应激的真正意义和细胞抗氧化实质是什么样的关系？氧气是唯一的电子最终接受体，可以说是体内真正的氧化源泉，机体抗氧化的实质就是要"清除"氧气，只不过细胞在进化过程中正好借助线粒体获得了意外收获，能在"清除"氧气的同时获得能量。线粒体才是细胞对抗氧化的最重要结构。线粒体能够利用 98% 的氧气，是细胞对抗氧气毒性的主要手段，也是细胞最成功的进化成果。线粒体抗氧化的能力来自糖、蛋白质和脂肪这些能量物质提供的电子。细胞内各种活性氧来自被线粒体剩余的另外 2% 的氧气，清除这些活性氧的电子仍然来源于糖、蛋白质和脂肪这些能量物质提供的电子。那些具有还原作用的维生素 C 与维生素 E，在清除自由基后，它们自身被氧化，若要恢复还原态，就需要其他还原剂，并有催化还原反应的酶参与。又譬如，还原型谷胱甘肽是细胞内最重要的还原剂，为谷胱甘肽过氧化物酶催化过氧化物还原提供巯基。通常情况下，细胞内还原型谷胱甘肽与氧化型谷胱甘肽的浓度比约为 10∶1，维持还原型谷胱甘肽的高水平有赖于谷胱甘肽还原酶催化的辅酶的氧化反应，而这种辅酶依赖葡萄糖代谢的磷酸戊糖途径。无论是维生素 C 和维生素 E，还是还原型谷胱甘肽，要维持其抗氧化能力，最终都需要来自能量代谢的还原能力。因此，这些我们平时认识的所谓抗氧化物质只不过是细胞抗氧化网络中的一个环节而已。大部分活性氧仅造成相对温和的伤害，氧化损伤的关键危害来自活性氧可以转化成毒性极大的其他活性氧，如过氧化氢可以获得二价铁的一个电子变成羟基自由基，后者无差别攻击生物大分子，导致脂肪、蛋白质、核酸等发生损伤。过去经常谈到的氧化损伤就是由这种分子引起的。当然，具有同样破坏性氧化作用的活性氧还有许多，例如亚硝酸阴离子等。

　　总之，氧化损伤是各种损伤的终极共同途径，与氧化—还原反应和能量代谢相联系。氧化损伤并不是单纯的活性氧增加，或者氧化应激，也不是简单的抗氧化能力不足，氧化应激是活性氧水平和内源性抗氧化能力之间的细胞氧化还原失去平衡，生物大分子受到攻击引起的细胞和组织损伤。在设计研究课题或撰写项目申请时，应深刻理解和挖掘氧化损伤中的科学问题，形成自己的深邃的学术思想和洞察力，避免落入俗套。

13 # 线粒体的分合"定数"

　　线粒体作为细胞的"能量工厂"对细胞的功能至关重要，而线粒体的功能异常势必与疾病的发生有密切关系。因此，对线粒体的基础研究历来受到重视。由于线粒体密切关系着细胞的生存环境与细胞功能状态，为应对环境的多变性和细胞功能的适应性调整，线粒体的结构与活动也应该具有灵活的应变能力。近年来关于线粒体的结构与功能变化又一次成为生命科学和医学的研究热点，尤其是关于线粒体的分裂、融合动态变化，成为许多疾病发生机制研究的关注点和观察指标，涉及衰老、神经退行性疾病、肿瘤发生。有些疾病与线粒体动态变化的关系阐述较为清楚，多数研究仍然是模糊的、猜测性的。

热
点
·
平
庸
·
精
彩
——
医
学
研
究
热
点
辨
识

一、线粒体动力学

线粒体的形态与其功能有紧密的联系，线粒体的功能包括：通过氧化磷酸化产生 ATP、程序性细胞死亡、钙稳态的调控以及生成和控制活性氧。传统印象中的线粒体形态主要为长条形或颗粒形，但近年研究发现，线粒体在大多数细胞中呈现管状互连的网状样组织。这样的线粒体网状组织是一个动态的结构，通过不断的蠕动使线粒体发生融合和分裂。人们认为，线粒体的这种形态特点不仅可满足代谢需要，还有利于去除受损的细胞器。因此产生了一个新的研究领域——线粒体动力学。线粒体动力学研究线粒体融合和分裂的分子机制和数量、形态变化。介导线粒体动态融合和分裂的分子是一类所谓的动力素相关蛋白（dynamin-related protein，DRPs），主要是通过 GTP 依赖的自组装和 GTP 水解介导构象变化进而重塑膜的形状。在 DRPs 中，DNM1（酵母）/DRP1（哺乳动物）导致线粒体膜的分裂，而 DRPs 中的 Fzol、Mfn1、Mfn2 和 Mgm1/OPA1 分别介导线粒体外膜和内膜的融合。

正常条件下，线粒体融合和分裂的速率基本平衡，提示这两个过程存在某种协调机制。如果融合速率大于分裂速率，细胞内线粒体的体积大而数目少；反之若分裂速率大于融合速率，则呈现碎片样的线粒体。就线粒体能量产生而言，这两种情况都可能使线粒体产能效率降低。既然线粒体的快速融合与分裂是经常性事件，提示这种融合和分裂的不断转换是细胞生理状态所必需的。有人认为其意义可能是消除细胞内不正常线粒体的一种机制。其理由是，线粒体融合和分裂是配对的连续事件，累积概率分析表明，融合可以触发分裂，但分裂后不一定能影响后面发生的融合。分裂后的线粒体再次发生融合时具有选择性，有些线粒体分裂产生的去极化子线粒体不太可能参与到后期的再融合中，其结局是通过自噬被消除。这被自噬清除的可能就是有缺项或发生错误的线粒体部分。问题是，融合后的线粒体是随机地将自身分裂成两个子部分？还是有错误的部分进行的主动切割？被切割下来的错误部分如何被识别出来然后遭到其他正常子线粒体的排斥而受到自噬机制的"青睐"？

有些学者在描述与某一疾病关联的线粒体动力学时，多倾向于将线粒体融合当成主要事件，而对线粒体分裂的测量和描述相对简单些。就线粒体的基本功能是产生能量这一前提出发，是融合的线粒体还是分裂的线粒体更有利于效益最大化？或者说线粒体融合和线粒体分裂的各自的功能意义是什么？几乎没有看到充分的令人信服的证明。另外，笔者认为线粒体的融合/分裂是快速的、经常的、周期反复的，并且是因细胞内外因素波动而适应性改变的过程，逻辑上很难与一些缓慢、持续进展的疾病相匹配。除非，线粒体除了供能之外还另有重要的生物学功能。

二、线粒体信号处理作用

最近听到一个声音："把线粒体比作'发电厂'的比喻已经过时了！"有人宣称线粒体研究开始从"能量发生器"时代进入了"信息处理器"时代。线粒体在信息传递、代谢协调、细胞间合作中扮演着重要角色。匪夷所思的是，在人类细胞中，线粒体甚至能感受社会心理体验来动态调节能量产生。通过对中间代谢过程的定量分析发现，线粒体是身兼生物合成和信号转导两大重要功能的细胞器，它通过代谢因子或"线粒体激素"信号、线粒体—细胞核串扰、跨物种间的表观遗传重塑机制，产生影响细胞和机体的行为。线粒体信号处理包括感知、整合、信号转导3个主要过程：①线粒体的感知结构有核受体、G蛋白耦联受体等，线粒体感受的信号有代谢物信号（包括线粒体电位）、离子信号（尤其是钙离子）、二价气体（如一氧化氮）、线粒体本身的DNA缺陷等；②线粒体的信号整合机制通过网状结构中相邻线粒体之间的类似缝隙连接和线粒体微隧道中可溶性分子转移进行线粒体之间的瞬时信息交换、线粒体融合和分裂交换或分享信息、线粒体在细胞内不同区域之间的移动或分布，实现信息的整合，有利于系统的稳定性和提升抗干扰能力；③线粒体与细胞核、内质网、溶酶体、过氧化物酶体等其他细胞器通过双向信息交流，通过感知和整合，向周围的细胞器产生输出信号，将信息传播到线粒体膜之外甚至细胞膜外，影响细胞间的通信。概括起来，这些输出信号有凋亡信号、线粒体代谢物信号、线粒体活性氧、线粒体合成的性激素和应激激素、细胞内线粒体 DNA 信号（可插入基因组 DNA）、细胞外线粒体 DNA 信号（分泌到细胞外）、线粒体未折叠蛋白反应、线粒体衍生肽、线粒体热信号等。

经细胞核的系统性线粒体信号转导可诱导细胞核染色体重塑，系统性重塑细胞内的分解代谢和生物合成途径。可见，线粒体的融合和分裂承担着线粒体信号的整合及传递作用。

目前，在许多疾病模型的研究中，是将线粒体当作一个基本统一的同质化细胞器家族。然而，线粒体也存在异质性，即所有的线粒体并非完全一致。在胚胎发育过程中，随着细胞的分化和组织成熟，线粒体也必然经历一些分化或特化，在不同组织细胞内的线粒体可能有不同蛋白质组成和功能。也就是说，存在组织特异性线粒体表型差异，类似于不同的细胞类型中存在分子组成和功能差异一样。比如，心肌细胞线粒体的 ATP 合成效率最高，肾上腺皮质线粒体专精类固醇生成，而肝脏线粒体擅长生酮、丝氨酸代谢。即使在同一器官内，相邻的细胞类型也可以获得不同的线粒体类型。例如，骨骼肌纤维中分别负责氧化和负责糖酵解的线粒体型，在蛋白质组的构成上便是截然不同的。造成线粒体之间这些差异的分子机制目前仍属未知，但却是很有趣的问题。有人在尝试运用不同个体之间的线粒体转移或移植来治疗某些线粒体疾病，正是基于这一思想。

14 内质网的"自我修养"

"内质网应激"是近年文献中高频率出现的词条之一,涉及细胞的多种功能调节以及许多疾病的发病机制。因此,内质网应激引起研究者的高度关注。然而,内质网应激在一般人心目中并不是以正面的形象出现。赋予其不那么正面甚至是反面形象的原因是研究者常常将许多疾病的发生"归罪于"内质网应激,而对其生理意义却阐释不多。

一、内质网的生理和应激

内质网可以说是真核细胞内数目或所占空间最多的细胞器,在细胞质中呈网状分布并相互连通。内质网的生理作用包括蛋白质合成、脂质生成和作为细胞内钙离子库。转录后的 mRNA 经剪切加尾转运至细胞质,在内质网膜性结构上翻译成蛋白质，并进行翻译后修饰、折叠，继而在内质网内部"特殊通道"中运至高尔基器获得"包装"，最后或定位于细胞内特定结构以发挥功能，或分泌到细胞外面；内质网的膜性腔室为脂质加工合成所需一系列酶提供有序的空间排列和保证足够的底物浓度，使得多步骤的脂质合成有序进行；内质网膜上的钙泵和钙通道控制着钙离子在内质网腔和细胞质之间的周期性循环，是许多细胞功能的触发机制，如细胞收缩、运动、骨架塑形、囊泡运输等。当细胞遭受某种压力时，对内质网的功能需求增大，迫使内质网以高出一般水平的强度工作，就是本质意义的内质网应激。

当前，学术界定义内质网应激专指这样一种状态，即当内质网腔内蛋白质发生错误折叠，或因蛋白折叠缓慢导致未折叠蛋白聚集，以及钙离子平衡紊乱等状况发生时，细胞激活未折叠蛋白反应、内质网超负荷反应和Caspase-12介导的凋亡通路等信号途径的反应过程。可见内质网应激就是内质网功能的反应性增强，不过为什么不包括脂质合成方面的功能反应却不得而知。内质网内含伴侣蛋白、糖基化酶以及氧化还原酶，为新生肽链的折叠提供适宜的条件。同时，内质网内的质量控制系统可通过内质网相关降解作用降解非正确折叠的中间产物。内质网应激既可诱导葡萄糖调节蛋白等内质网分子伴侣表达而产生保护效应，也能单独诱导内源性细胞凋亡，最终影响应激细胞的转归，如适应、损伤或凋亡。

二、内质网应激的通路和意义

凡影响内质网功能的因素都能够引起内质网应激的发生。这些因素包括来自为蛋白质及核酸合成提供能量需求的代谢压力，如葡萄糖饥饿和氨基酸饥饿；影响蛋白质翻译后修饰的因素，如还原物质二流基苏糖醇、β 流基乙醇、同型半胱氨酸、糖基化抑制剂衣霉素、葡萄糖胺、2-脱氧葡萄糖等；影响内质网钙离子平衡的药物，如内质网 Ca^{2+} 酶抑制剂 Thapsigagrin、钙离子载体 A23187、钙离子螯合剂 EGTA；突变基因表达的结构异常蛋白在内质网的堆积；其他有害因素如病毒感染等。目前大多数研究者都十分重视和关注内质网应激的激活通路研究。内质网应激的激活信号通路包括 IRE1 通路、PERK 通路、ATF6 通路 3 条通路。这 3 条通路都是因未折叠蛋白或折叠错误蛋白的聚集所激活，起着时刻监视未折叠蛋白的作用。3 条通路的分子细节都很复杂和琐碎，并与许多其他的功能相联系，与其他基因转录表达相联系。总的来说，IRE1 通路降解还没有翻译的 mRNA，PERK 通路下调 mRNA 的翻译，两者都可以降低内质网的折叠负荷；而

ATF6 通路则在很大程度上增加内质网的蛋白折叠能力，除了募集更多的伴侣分子参与外，还与凋亡相关基因的表达发生联系。IRE1 还可以负反馈地减轻和终止内质网应激反应。

因此，以这 3 条通路为代表的内质网应激反应其实是细胞的一种自身修养，是一种自我纠错机制。如果持续或维持高强度的内质网应激，固然会产生如凋亡、钙平衡紊乱等情况，也因此会与某些疾病的发生有关，但相信不会有我们现在看到或听到的那么多。如果反过来，内质网不发生应激反应，或者内质网应激的能力减弱，又会发生什么情况？或又会产生什么样的疾病呢？

开启泛素化之门

蛋白质翻译后的泛素化修饰和调节,一经提出,就引起了人们极大的兴趣。研究泛素化的分子过程、确定泛素化各参与元件的分子组成及其功能、泛素化的生理病理意义、泛素化的调控机制,以及泛素化与人类各种疾病的关系,都成为关注的目标和热门话题。最初在规划这本小书的写作内容时,并未将泛素化纳入计划,原因是感觉这个主题难以找到一个合适的、有一定新意的切入点。然而,一部自命要关注当前研究热点的著作实在难以躲开泛素化这一个名副其实的热点,只好硬着头皮将泛素化提上了讨论桌面。

一、关于泛素化的"素描"

泛素化是指一类被称为泛素的低分子量蛋白质分子

在一系列酶的作用下，将细胞内的蛋白质分类，选出靶蛋白分子，并对靶蛋白进行特异性修饰的过程。这些特殊的酶包括泛素激活酶、结合酶、连接酶和降解酶等。泛素化参与蛋白质在细胞内的定位、转运、功能调节和降解，同时也参与了细胞周期、增殖、凋亡、分化、转移、基因表达、转录调节、信号传递、损伤修复、炎症免疫等几乎一切生命活动的调控。泛素化与肿瘤、心血管等多种疾病的发病有密切关系。因此，作为近年来生物化学研究的一项成果，泛素化过程及其调节已然成为研究、开发新药物的新靶点。

泛素化修饰涉及泛素激活酶 E1、泛素结合酶 E2 和泛素连接酶 E3 按一定时空顺序的作用。泛素化修饰的大致过程包括：在 ATP 供能的情况下酶 E1 黏附在泛素分子尾部并激活泛素，E1 进而将激活的泛素分子转移到 E2 酶上，E2 酶和一些种类不同的 E3 酶共同识别靶蛋白，将活化的泛素分子以共价结合的方式转移到靶蛋白对其进行泛素化修饰。根据 E3 与靶蛋白的相对比例可以将靶蛋白进行单泛素化修饰和多聚泛素化修饰。蛋白质泛素化的结果是使得被标记的蛋白质被蛋白酶分解为较小的多肽、氨基酸以及可以重复使用的泛素，即泛素化降解。有些靶蛋白的泛素化意义不在于降解，而是对蛋白质进行修饰，以调节蛋白质的功能。与蛋白质磷酸化、甲基化、乙酰化这些添加单一基团的小分子修饰不同，泛素是一种由76个氨基酸组成的蛋白质，广泛存在于所有真核细胞中，且序列高度保守。泛素化作为一类作用方式更加复杂且作用结果更加多样的蛋白质修饰，在细胞生命周期各个方面扮演着重要角色。通过对蛋白质稳定性、定位、活性以及相互作用的调控，泛素化广泛参与了诸如转录调节、DNA损伤修复、细胞周期、细胞凋亡、囊泡运输等生理过程。然而，与磷酸化、乙酰化修饰相似，泛素化也是一个被严格调控的可逆过程，尤其是去泛素化酶使泛素化修饰具有可控性和平衡性。去泛素化酶不仅对泛素化过程起抑制作用，还可以通过分解泛素化抑制因子、再循环泛素分子、校对泛素化进程等方式促进泛素化过程，从而与泛素化系统共同组成一个覆盖几乎所有细胞功能的复杂网络。

二、泛素化的"理由"

泛素化修饰对细胞的生物学功能的调控包括：①调控细胞周期。细胞周期相关的一些关键蛋白受到泛素化修饰，保证细胞的正确分裂。同时细胞分裂周期活动又反向影响泛素化，形成双向调控关系。②泛素化修饰与受体内化。对受体的泛素化修饰促进受体的内化，并靶向溶酶体降解，从而确保受体通路的及时终止。例如，当配体诱导表皮生长因子受体（EGFR）激活后，EGFR 很快发生泛素化，包括单泛素化和多聚泛素化，调节 EGFR 的内化程度和内化路径，调控 EGFR 的命运，从而改变整条 EGFR 信号通路。③泛素化修饰与 DNA 损伤修复。真核细胞存在多条 DNA 修复通路，包括核苷酸切除修复、碱基切除修复、错配修复、同源重组修复、非同源末端连接修复，以及近年发现的跨损伤 DNA 合成。许多 DNA 修复蛋白存在着动态的泛素化修饰，与 DNA 修复通路功能状态紧密相关。④泛素化修饰与细胞凋亡。凋亡蛋白的泛素化修饰在细胞死亡信号通路中发挥重要作用。例如，E3 连接酶 MDM2 可泛素化 p53，从而促进其降解。已知 p53 可作为转录因子调控负责细胞周期阻滞与凋亡的靶基因，因此具有肿瘤抑制作用。

正因为泛素化修饰在细胞功能的各方面都扮演着重要角色，故泛素化失调可能会产生一系列不良后果，如信号通路的异常激活或失活、蛋白质复合体形成异常、错误折叠蛋白累积或者蛋白质定位错误等，都有可能参与疾病发展。研究较多的与泛素化修饰关联的疾病莫过于肿瘤。肿瘤发展是一个多步骤多阶段的递进过程，包括促进肿瘤进展基因的激活如原癌基因和抗凋亡基因，以及如抑癌基因和促凋亡基因等抗肿瘤因素的失活。通过调控不同底物的稳定性与活性，泛素化将影响一系列肿瘤相关通路。其次，神经退行性疾病与泛素化修饰的关系也颇受关注。神经退行性疾病（如帕金森病、阿尔茨海默病）和多聚谷氨酰胺重复疾病（如亨廷顿病）都以蛋白质聚集体的毒性累积为特征，从而破坏细胞稳态与神经元功能而致病。尽管不同疾病中蛋白质聚集体的组分与定位都不尽相同，但是都有证据表明与泛素依赖的蛋白酶体降解系统的异常有关。还可以看到其他许多疾病发生过程中泛素化降解系统的异常改变。

三、关于泛素化的逻辑思考

尽管泛素化修饰的许多原则获得了初步阐明，但泛素化修饰的生化机制与具体的细胞功能联系多为推测性质。从根本上说，泛素化仍然只是我们认识的一种蛋白质降解的工具，更为有意义的问题却是由谁来决定在什么情况下使用这个工具和对谁使用这个工具。简单说来就是泛素化的启动、控制和实现特异性的问题。

（1）泛素化的启动和终止。由什么信号触发 E1 的激活？泛素化活动如何及时停止下来？

（2）泛素化的特异性。E2 如何选择激活不同的 E3 以找到不同的靶蛋白？对蛋白质无差别的降解是没有意义的甚至是危险的。更难解释的是，即便是同一种 E3，可能结合不同的底物蛋白，其后续效应的特异性如何保证？例如，对某 E3 连接酶而言，由于底物的不同而使其同时具有原癌基因与抑癌基因的功能，那么，最后的效应究竟是什么？

（3）泛素化对靶蛋白的影响。泛素化对靶蛋白修饰后是将其送往溶酶体降解还是仅仅对蛋白质的功能加以修饰？根据什么原则来确定靶蛋白的最终归宿？

（4）泛素化的功能修饰。如果仅仅是对蛋白质进行功能修饰，是如何影响蛋白质的功能的？这种修饰与磷酸化、甲基化、乙酰化之间有什么样的相互关系？

此外，未来的研究会进一步聚焦于泛素化修饰作为一个动态网络，如何参与生理学进程又怎样影响生物学功能。例如，不同的 E2s 与 E3s 之间的联系，不同的泛素化修饰种类（单泛素化、多泛素化等）以及不同的多聚泛素化链都值得深入探究。总之，泛素化的大门已经开启，但目前仍然像是一条狭窄的门缝，透过它可以窥见殿堂内诱人的一角。何不用更多的理性和智慧将大门洞开，让我们得以登堂入室。

"极化"岂止巨噬细胞

16

巨噬细胞极化是近年的又一个高频热词。无论是哪个部位或器官，只要与炎症有关的研究，都嵌入巨噬细胞极化的概念或观察指标。甚或是像纤维化、衰老、神经性病变等非典型炎症中，都有人描述巨噬细胞极化的作用。研究论文、项目申请论证中随处可见巨噬细胞极化，其应用"边界"之宽泛和模糊，使之成为一种研究"套路"，也成为某些科研"外包"和杂志撤稿的"重灾区"。

一、巨噬细胞极化的定义和表象

巨噬细胞极化定义为巨噬细胞在某些刺激作用下出现表型分化。虽然，巨噬细胞不同表型之间并无明确的分界，但大多数人认同存在 M1 和 M2 两大类表型。只要在原本巨噬细胞呈均一表型的部位出现 M1 和 M2 两大类差异表型，就被认定为出现了巨噬细胞极化。目前，并没有在形态学上有明显的标志识别两类巨噬细胞。一般用以区分两类巨噬细胞的依据是其所表达的分子标志物及能量代谢模式，以及刺激种类和信号途径的不同。M1 型又称经典激活巨噬细胞，常在细菌 LPS 或病毒感染等炎症环境下经 Toll 样受体、干扰素信号途径激活，表达一些基因标志物，包括某些白细胞介素，M1 型巨噬细胞的能量代谢出现糖酵解倾向；M2 型又称替代激活巨噬细胞，多在蠕虫感染、过敏反应、变异性哮喘等 Th2 环境刺激下产生，根据其表面标志物和分泌的细胞因子不同，可被进一步分为 M2a、M2b、M2c、M2d 4 个亚类。

根据巨噬细胞极化过程的激活环境条件、表达的标志物及分泌的细胞因子，一般认为 M1 型与细菌和细胞内病原体免疫反应有关，发动和促进炎症反应；而 M2 型则与抗炎和修复有关。巨噬细胞极化参与炎症全过程，同时根据所处微环境可发生动态变化。炎症时巨噬细胞可来自局部的常驻巨噬细胞和血液的单核细胞，在炎症刺激下，细胞表型出现极化。炎症初期，组织常驻的巨噬细胞可被极化为 M1 型，发动和促进炎症反应，同时血液中单核细胞被趋化吸引募集到炎症部位，同时极化为 M1 型巨噬细胞，放大局部炎症反应。急性炎症反应的早期以清除入侵的病原体或损伤坏死的细胞为目标，巨噬细胞通过吞噬病原体、产生活性氧攻击、溶酶体降解等机制清除病原体。当炎症反应过于强烈时，也会累及局部的正常组织细胞。所以，在炎症后期，炎症反应的激烈程度应该得到缓和，逐渐转向修复损伤，M2 型巨噬细胞承担起这一任务，故认为 M2 型巨噬细胞的作用是抗炎和促进修复。在炎症后期，M2 型逐渐替代了 M1 型的优势地位，M2 型数量增多的机制可能是炎症早期的 M1 型转极化或再极化而来。另外，急性期大量的 M1 型细胞可能还存在自动撤离或死亡，以保证急性炎症的及时消散和可控。在急性炎症过程，巨噬细胞的极化及转换较快，故在研究中应捕捉住合适的窗口，而目前大多数研究并未注意到这一点。然而，在慢性持续性炎症过程，巨噬细胞的极化状态又是如何呢？在诸如肿瘤、自身免疫性疾病或持续感染等慢性炎症中，炎症部位持续产生的炎症因子刺激骨髓持续释放单核细胞并到达炎症部位，此时的巨噬细胞呈现何种特征？这一问题目前不好解答。病理学上经常看到慢性炎症的创伤部位出现肉芽肿性质的增生现象，还有肿瘤组织的炎症夹杂增生的现象，提示 M1 型同时伴有 M2 型极化，还可能有中间状态。

影响巨噬细胞极化的因子有细胞因子和非细胞因子。M1 型极化通常受 Th1 型细胞因子如干扰素 γ、LPS 等 Toll 样受体激动剂刺激，M2 型极化经常被 Th2 型细胞因子如 IL-4、IL-13 所刺激，体外模拟极化刺激也类似。当然，有更多的刺激因子陆续被证实，如 IL-33、IL-6 也被证实可诱导 M2 型极化。诱导巨噬细胞极化的非细胞因子包括：缺氧、乳酸等可刺激 M1 型极化；一氧化碳可刺激 M2 型极化。

二、巨噬细胞极化的本质和意义

现阶段，不仅巨噬细胞有极化现象，其他组织部位的某些细胞也存在极化。如神经组织中的胶质细胞和小胶质细胞也可以极化为 M1 型和 M2 型，在神经损伤、脑出血甚至认知障碍疾病中都有发生。其实，巨噬细胞是一类有共同起源的细胞大家族，如定位于肝脏的肝巨噬细胞、定位于神经组织的胶质细胞、定位于骨组织的破骨细胞、定位于结缔组织的组织细胞、定位于肺泡的肺泡巨噬细胞，大致上都有相似的形态和功能，都属于常驻细胞，其功能意义是维持局部微环境的"干净"和"秩序"。很多年前，笔者在研究肺泡巨噬细胞时发现，当没有特别刺激时（单纯的机械接触除外），肺泡巨噬细胞通常表现强大的吞噬能力以及分泌一些抑制性活性物质；而当 LPS、补体激活时表现出促炎和收缩小血管、小气道的分泌活性。所以，极化现象应该不为巨噬细胞所独有，而应该是一种较为普遍的细胞生物学现象。那就是静态——刺激后激活，或者有中间状态，或者激活状态可逆。

从"极化"字面上理解，可能是由均一的细胞类型进一步"分化"成两种不同的细胞或细胞表型。有报道称 M1 和 M2 型巨噬细胞都是由 M0 型巨噬细胞"极化"而来。既如此，此"极化"与分化有何区别？一般而言，分化过程发生逆转的概率很小，而在巨噬细胞极化研究中发现 M1 和 M2 两种类型的互相转换，这就不是分化可以解释的了。另一种解释，极化是静态的细胞经受不同的刺激激活成不同的状态，可以表达不同的蛋白质，但本质上仍属于同一种细胞，并且可以转换，也可以恢复到静态。如此，则极化与此前的认识没有根本的区别。虽然现在通行用不同的标志物来确认 M1 和 M2 两种类型的极化，毕竟没有形态学和功能上的坚实证据，不太可靠，谁敢说不是皇帝的新衣？有个别研究甚至连 M1 和 M2 的基本"分工"都很模糊，随意扩大巨噬细胞极化的应用范围。如用 M1 极化说明纤维化的发生、哮喘炎症状态和衰老，甚至所有病理过程都用 M1 极化解释。M2 型极化提及不多。殊不知，现阶段疾病谱中，自身免疫疾病或过敏性疾病及慢性炎症远多于急性炎症疾病。

因此，巨噬细胞极化如果要作为严肃的科学领域，就需要解释极化中间状态的形成机制和意义，需要将不同类

型的极化表型与相应的功能特征准确联系，明确两类极化
类型的形态标志和界线，理性和逻辑地识别巨噬细胞极化
在疾病中的应用范围和边界。研究者要小心，自己不要也
被"极化"了。

细胞衰老应承担的"指控"

衰老是生命个体的必然过程。衰老表现的一般性特征为个体质量减小、代谢率降低、机体功能的各方面呈现整体性进行性减退。衰老过程伴随着各种疾病发生的概率进行性增加，而就是这些伴随衰老发生的疾病，往往成为导致生命个体最后的终结者。细胞衰老被想当然地认为是个体衰老的前提，也似乎顺理成章地被"指控"为这些疾病的基础。因此，近年来生命科学和医学对细胞衰老与疾病关系的研究日益增多，受到社会及一般民众越来越多的关注，加之医药、保健品、健康养生咨询等机构的推波助澜，细胞衰老自然成为研究的热点。然而，不少的研究似乎扩大了细胞衰老概念的学术适应范围，将不属于细胞衰老应该承担指控的事件归责于细胞衰老。虽然有些不过是概念或称谓模糊的小小欠妥，无伤大雅，但在像笔者这样的有学术"洁癖"的人的眼中还是难以容忍。

一、细胞衰老的表现

对多细胞生物而言，细胞的衰老和死亡不等于机体的衰老和死亡，是两个不同的概念。机体衰老时并非所有的细胞都已经衰老；而即使是非常年轻的个体，其体内的某个局部却可以发生部分细胞的衰老。但是，我们又不敢否认，细胞的衰老同机体的衰老紧密相关。与个体衰老的定义相似，细胞的衰老可以定义为"细胞的形态、代谢和功能随时间而进行性的整体的退行性改变"。细胞的衰老与死亡也是新陈代谢的自然现象。

衰老细胞的特征性表现有：①细胞体积变小、胞浆内色素沉积、胞核增大，染色质凝聚、固缩、碎裂、溶解，线粒体数目减少、体积增大；②细胞内水分减少、代谢速率减慢、细胞内酶活性降低、细胞内糖原减少同时脂肪积聚；③细胞内呼吸速度减慢，细胞膜物质运输功能降低、细胞膜的黏度增加而流动性降低，细胞运动、增殖、生物合成、分泌等功能整体上下降。在分子水平上的变化包括：总体上DNA复制与转录在细胞衰老时均受抑制，但也有个别基因会异常激活，端粒DNA丢失，线粒体DNA特异性缺失，DNA氧化、断裂、缺失和交联，甲基化程度降低；mRNA和tRNA含量降低；蛋白质含量下降，细胞内蛋白质发生糖基化、氨甲酰化、脱氨基等修饰反应，导致蛋白质稳定性、抗原性、可消化性下降，自由基使蛋白质肽断裂、交联而变性，氨基酸由左旋变为右旋，等等。总而言之，随着细胞的衰老，其完成原本工作任务的能力逐渐降低，最终走向细胞死亡。

二、细胞衰老的机制

解释个体衰老和细胞衰老的学说很多，归纳起来有两大类：一类是分子机理之差错学派，认为细胞衰老是各种细胞成分在受到内外环境的损伤作用后，因缺乏完善的修复，使"差错"积累，导致细胞衰老。根据对导致"差错"的主要因子和主导因子的认识不同，可分为不同的学说，包括代谢废物积累学说、大分子交联学说、自由基学说、体细胞突变学说、DNA 损伤修复学说、生物分子自然交联学说，这些学说各有实验依据的支持。总的说来，认为衰老是自然作用和"生活"本身的结果。另一类是所谓分子机理之遗传论学派，认为衰老是遗传决定的自然演进过程，一切细胞均有内在的预定程序决定其寿命，而细胞寿命又决定种属寿命的差异，而外部因素只能使细胞寿命在限定范围内变动。这一类学说包括细胞有限分裂学说、重复基因失活学说、衰老基因学说等。曾经有媒体报道发现衰老基因，并宣称若敲除衰老基因可使人"长生不老"。近年来众多对衰老及衰老相关疾病的研究和干预策略，都是基于这些衰老学说而提出的。端粒长度和端粒酶控制细胞寿命和衰老的学说曾经一度占据主导地位，直至现在，端粒长度和端粒酶活性仍然是细胞衰老的检测指标。近年还有人提出核糖体 DNA 与端粒 DNA 共同控制细胞衰老。

三、细胞衰老的生理病理意义

细胞衰老不仅降低了组织、器官中细胞连接及其整体架构，且衰老细胞中相关功能蛋白表达、细胞因子的合成与释放均发生异常，进而使组织器官功能减退。目前众多的研究都指向细胞衰老与各种慢性疾病的密切关系：细胞衰老构成阿尔茨海默病、帕金森病等神经退行性疾病的基础；代谢和内分泌相关疾病如动脉粥样硬化、骨质疏松症、代谢综合征和 2 型糖尿病也呈现关键部位的细胞衰老；与慢性炎症相关的疾病如慢性阻塞性肺疾病、特发性肺纤维化的主要致病机制与相应器官的细胞衰老密切相关。细胞衰老也自然被认为是潜在治疗靶点。同时，细胞衰老及组织器官中衰老细胞特征性差异变化分子具备成为衰老相关疾病生物标志物的潜能。

被认为与衰老相关的分子标志物包括：①基因标志物。*p16INK4a*、*p21CIP1*、*p53* 是细胞衰老的主导基因，其基因多态性及异常表达可存在于病变组织。②糖基化分子标志物。许多蛋白质如晶状体蛋白、血红蛋白、红细胞膜蛋白、胰岛素、血清白蛋白、高密度脂蛋白与低密度脂蛋白、胶原、组蛋白等分子中存在糖基化位点。虽然糖基化修饰的生理意义未知，但糖基化可引起蛋白质广泛交联、糖基化蛋白代谢下降，在组织中的沉积并引起组织变性和功能损伤。糖基化蛋白累积被认为是糖尿病、类风湿关节炎、阿尔茨海默病、白内障、肾脏损伤、心血管疾病的高风险因素。③蛋白质氧化损伤标志物。自由基、活性氧随年龄累积，损伤蛋白质等生物大分子。羰基化是蛋白质氧化损伤的主要形式之一，可引起糖基化以及蛋白质分子之间的广泛交联，羰基化和/或交联蛋白在组织中的沉积常可引起组织变性及功能下降，与动脉粥样硬化、骨质疏松症、白内障等老年病的发生发展密切相关。在细胞衰老的过程中，衰老相关 β-半乳糖苷酶活性、DNA 损伤及修复能力相关因子、细胞周期因子、部分基因甲基化水平均发生显著变化，目前主要在体外研究中作为判断细胞衰老的标志物。

四、对细胞衰老认识的理性回归

当前关于细胞衰老的研究尽管取得许多成就，但还是存在不够优美的地方。

一是混淆了细胞衰老与个体衰老的边界。如同前述，细胞衰老与个体衰老是两个不同的概念，两者在时序上没有同步联系。在个体的早期或幼年，几乎没有个体衰老的迹象，却存在部分细胞的衰老；而在衰老的个体，却存在大量的新生的细胞。个体的衰老是整体的不可逆的，细胞的衰老是个别的重复的。因此，细胞衰老不能解释个体衰老和衰老相关的疾病。个体衰老或衰老相关疾病应该从更高层次中去寻找原因和机制，如器官、系统或整体的功能整合层面。

二是模糊了细胞衰老与细胞功能表型的受控性改变的边界。因为多数人仅仅凭细胞出现了某种被认为与衰老相关的标志物如 β-半乳糖苷酶，就被判定为发生了衰老，而忽略了对细胞功能、形态、代谢是否衰老的评价。仅凭标志物来确定是否衰老是不可靠的，安知不是细胞在某种因素作用下发生了调控性的功能改变而使得标志物的表达发生变化。可以合理地推测，β-半乳糖苷酶不是专为细胞衰老而生的，它有自己的生理意义。比如纤维化，有人研究发现成纤维细胞表达标志物 β−半乳糖苷酶活性增高，就结论说是成纤维细胞衰老导致了纤维化。在纤维化过程，成纤维细胞增生活跃、胶原蛋白合成与分泌活跃，这正是成纤维细胞应有的功能，怎么也难以接受这竟然是"衰老"。

那么，不可能回避的问题是，细胞衰老如何参与个体的衰老，或者说细胞衰老在个体衰老中扮演什么样的角色？个体衰老显然是重要器官逐个地发生衰老所导致。而器官的衰老则有可能是该器官中有功能的细胞数量的减少，其原因不外乎组成细胞的衰老、干细胞老化或衰老，这种细胞衰老过程极为缓慢，且受许多因素的影响，导致器官缓慢地、进行性地、不可逆地功能减退。这可能就是细胞衰老所应承担的"指控"。

18　风光无限的炎性小体

2002 年，"炎性小体"横空出世，即被誉为科学界认识炎症机制的里程碑式突破。从那以来，炎性小体的研究热潮迭起，相关 SCI 期刊年发文量迅速上升，在 2020 年达到 2600 多篇，且频频登上 CNS① 舞台，炎性小体也成为国内国家自然科学基金项目申请中的热度关键词。几乎在医学的所有领域和所有疾病的研究中都有炎性小体的出现，可谓风光无限。蜂拥而至的"炎性小体"热浪，不由得激起人们的兴趣，去认识并思考。

一、炎性小体的"科普性"描述

炎性小体又称炎症小体，是细胞内与炎症反应启动有

---

① 　CNS 指 CELL、NATURE、SCIENCE 等国际顶尖期刊集群。

关的蛋白质复合体。其基本组成从功能上大致分为 3 个部分：能识别各种启动信号并被激活的感受体蛋白、起中间传递作用的接头蛋白、作为效应蛋白的胱冬肽酶-1（Caspase-1）。炎性小体的工作流程是，外源性病原的相关分子或者宿主自身来源的某些危险信号分子被感受体识别并激活感受体，经接头蛋白传递激活 Caspase-1 的酶活性，后者对细胞因子前体 pro-IL-1β 和 pro-IL-18 进行剪切，使之成熟为有活性的 IL-1β 和 IL-18 并分泌到细胞外，发动炎症反应，成为天然免疫反应的重要环节。这一过程还可通过调节树突状细胞和 T 细胞的功能与特异性免疫相联系。由于 Caspase-1 被激活，炎性小体还能调节 Caspase-1 依赖的程序性细胞凋亡亦即细胞焦亡，诱导细胞在炎性和应激的病理条件下死亡。由于炎性小体感受蛋白对各种炎症刺激信号物质的识别差异，存在多种不同的炎性小体，即 NLRP1 炎性小体、NLRP3 炎性小体、NLRC4 炎性小体、IPAF 炎性小体和 AIM2 炎性小体。其中 NLRP3 炎性小体既能识别外源性病原体信号又能识别内源性危险分子信号，涉及的生理和病理问题较宽，因而最受关注。最近有研究解释了 NLRP3 炎性小体对内源和外源信号的广谱识别能力，是能够利用高尔基体反面网络结构的特异性解体所形成的囊泡聚集，对包括病原体入侵、组织病变以及外界环境压力在内的多种信号作出反应。

导致炎性小体激活的上游信号包括外源性病原体信号和内源性危险分子信号。病原体信号无非是感染的细菌、病毒和寄生虫，可见炎性小体担负着机体非特异性抗感染免疫的重要职责，并调动针对具体致病微生物的特异性免疫。不过，有些致病微生物也进化出能抵抗和逃逸炎性小体作用的机制。所谓内源性危险分子主要是一些聚集的异常蛋白质分子（如 Tau 蛋白）、沉积的代谢中间产物或终末产物（如尿酸结晶）等，这样，炎性小体就有可能参与代谢疾病和自身免疫性疾病。炎性小体的下游信号除了引起细胞焦亡、LI-1 等细胞因子的效应外，有越来越多的新的发现，比如，炎性小体可以与中性粒细胞胞外陷阱相互作用，放大炎症反应的强度和范围。

二、炎性小体成为"明星"的理由

在各种疾病中，炎性小体发挥了什么作用和是如何发挥作用的呢？

（一）微生物感染

NLRP3 炎症小体被证明与细菌、病毒、真菌和寄生虫的免疫反应有关，微生物通过诱导与细胞应激和损伤有关的信号识别间接激活炎症小体。例如甲型流感病毒，感染时借助 Toll 样受体 7 识别病毒 RNA，从而诱导 NLRP3 炎性小体成分的转录。针对微生物感染，不同炎性小体间的协同对机体产生保护性免疫应答很重要。为了避免炎性小体激活，许多病原体进化出新的功能——编码炎性小体抑制剂，这些抑制剂或作用于炎性小体的核心成分，并直接抑制 Caspase-1 的活性，或阻止 NLRP1 和 NLRP3 炎性小体的形成。

（二）晶体沉积疾病

晶体沉积疾病是外源或内源性结晶分子暴露引起的炎症性损伤。外源性分子，例如二氧化硅，经肺巨噬细胞的内吞作用导致 NLRP3 炎性小体活化、活性氧生成增多和溶酶体失稳，导致硅肺。内源性分子，例如痛风时尿酸钠积累形成的晶体，会活化巨噬细胞中的 NLRP3 炎性小体。

（三）胰岛素抵抗

NLRP3 炎症小体成分和 Caspase-1 激活增加直接与 2 型糖尿病的严重程度相关。肥胖时脂肪组织被活化的 M1 巨噬细胞浸润，浸润的巨噬细胞优先表达 NLRP3、接头蛋白和 Caspase-1，然后 NLRP3 炎性小体活化。炎性小体活化后增多的 IL-1β 抑制胰岛素信号传导并诱导肿瘤坏死因子-α（一种胰岛素抵抗促进因子）的表达，产生胰岛素抵抗。

（四）动脉粥样硬化

动脉粥样硬化的炎性性质已得到确认，可能由于巨噬细胞的吞噬溶酶体失活导致胆固醇沉积，激活 NLRP3 炎性小体。

（五）炎症性肠病

在胃肠道黏膜中，仅仅靠单层上皮细胞将机体内环境与巨大的肠道微生物生态系统隔开。为了避免对共生微生物和食物抗原的持续炎症反应，同时保持对病原体侵害的反应能力，哺乳动物已经进化出由上皮和基质细胞以及造血细胞组成的复杂的黏膜免疫系统。当这些细胞的相互作用受到干扰破坏时，可能会发生自发炎症，从而可能导致炎症性肠病。炎性小体在炎症性肠病中的作用常常出现相互矛盾的研究结论，看来，炎性小体确实参与炎症性肠病过程，但结局不能由炎性小体单独决定。

NLRP3 炎性小体作为固有免疫的重要组分在机体免疫反应和疾病发生过程中具有重要作用。由于能被多种类型的病原体或危险信号所激活，NLRP3 炎性小体在多种疾病过程中都发挥了关键作用，包括最初被确认的家族性周期性自身炎症反应，到 2 型糖尿病、阿尔茨海默病和动脉粥样硬化症等。因此，作为炎症反应的核心，NLRP3 炎性小体可能为各种炎症性疾病的发病机制作出解释，并可能为疾病治疗提供新的靶点。

三、关于炎性小体的合理思考

很容易理解，炎性小体的活动必须能控制，必须设置开关。正常情况下，炎症小体，特别是 NLRP3 的表达在许多细胞中相对较低，需要诱导去引发信号。在炎性小体的活动过程，其活动强度、持续时间也必须可控。对炎性小体的调节机制目前已知的有几种：①炎性小体蛋白会发生可变剪接，产生不同活性。比如接头蛋白的一种剪接变体具有抑制活性。②细胞可表达一些调节炎性小体活性的蛋白质，分隔炎性小体成分组装或直接抑制 Caspase-1 功能。③通过与细胞应激等（例如自噬）相互作用实现炎性小体活性的调节。自噬缺陷细胞的炎性小体活化阈值降低，可能是由线粒体清除能力受损导致活性氧水平升高。④通过活性因子或细胞间相互作用下调炎性小体活性，如 I 型干扰素或 CD4$^+$T 细胞与巨噬细胞或树突状细胞之间的相互作用，都导致炎性小体活性下调。总之，机体存在若干不同的机制来调节炎性小体，防止炎性小体的过度活化。

关于炎性小体的研究，还可以从 3 个方面去进行深度挖掘，以期获得新的灵感。

一是多种炎性小体并存的意义。现在已经知道 NLRP3 完全可以包揽全部的炎症启动任务，无论是外源性病原信号或是内源性危险分子信号，只要有 NLRP3 的存在，都能完成。那么，其他类型的炎性小体存在的意义是什么？它们发挥作用的机会在哪里？经过数千万年的进化，相信机体是不会允许"吃闲饭"的炎性小体存在的。或许，面对不同的炎性刺激信号，或要启动特定形式的炎症反应，需要不同的炎性小体的组合，即不同的炎性小体"谱"。找到其中的对应关系，想必又是一片新天地。

二是炎性小体如何选择决定不同的炎症反应模式。目前的研究似乎表明，炎性小体几乎可以参加各种原因导致的各种类型的炎症，包括急性和慢性炎症。急性炎症通常如疾风暴雨，来势猛烈，消退也干脆利落，效果显著，破坏力也大。慢性炎症持续迁延，不温不火，虽不会有如山崩地裂般的激烈破坏，却也招致绵绵无期的烦扰。显然，两种炎症模式有很大的差异，其炎症机制也应该是可以区分的。相同的炎性小体何以能发动不同的炎症模式？分叉的节点在哪里？炎性小体根据什么来决定朝哪个方向前行？这可不是没有意义的无聊话题。

三是，在众多自身免疫性疾病、神经退行性疾病、代谢性疾病中都找到了炎性小体的存在，造成一种印象：炎性小体是个坏孩子，或者是好心干了错事的孩子。然而大家知道，炎性因子的激活就是危险分子，就是疾病激活了炎性小体。而炎性小体激活的目的是清除积累的危险分子，没有炎性小体，事情可能更糟。判定炎性小体在这些疾病中的正面或负面角色很重要，使我们能够决定在治疗这些疾病的时候需要使用炎性小体的抑制剂还是促进剂。

19 NETs 舍身布"陷阱"

一、NETs 的"前世今生"

在面对大体积、集团性入侵的病原生物时，单个的吞噬细胞难以靠吞噬来清除，于是采取了一种在细胞外开辟"战场"的决战手段，就是利用胞外诱捕网（extracellular traps，ETs）清除病原生物。ETs 是一种由嗜酸性粒细胞、肥大细胞和单核细胞/巨噬细胞在各种刺激作用下释放到胞外的网状结构，是由自身 DNA 和多种颗粒蛋白组成的纤维状结构。这一结构就像捕猎陷阱一样可捕获细菌、真菌、病毒和原虫等病原微生物，限制其在体内扩散，并通过在局部聚集的高浓度毒性蛋白将其杀伤，属于先天性免疫胞外防御机制。由中性粒细胞释放的 ETs 则称为中性粒细胞胞外诱捕网或胞外陷阱（neutrophil extracellular traps，NETs），是其中研究最多也是目前最热的一个方向。NETs 通常发挥抗菌作用，同时也可通过自身或增加促炎反应对周围组织造成损伤，与多种疾病的发生和进展相关。

中性粒细胞杀菌的经典机制是通过吞噬并在溶酶体作用下溶解细菌并同时自身也被溶解，以往也认为这是在感染灶形成脓液的主要机制。NETs 则是新认识的中性粒细胞的第二种杀菌机制，是继经典机制细胞死亡裂解之后的效应阶段。NETs 是由核 DNA 和线粒体 DNA 构成的纤维状骨架并网络各种颗粒蛋白组成。这些颗粒蛋白包含弹性蛋白酶、组织蛋白酶、髓过氧化物酶、乳铁蛋白、明胶酶等，对病原微生物有限制作用和毒性作用，可限制细菌在体内的扩散并将细菌杀灭溶解，同时也可降解局部的组织结构，形成脓液。中性粒细胞被刺激活化吞噬细菌后，形态发生一系列变化，外形最初从球状变为扁平，胞内形成数目众多的液泡，随后其特有的分叶核小叶开始消失，染色体解旋，最后细胞质膜破裂，细胞死亡，高度活跃的核酸和蛋白混合物释放到胞外，展开形成可以捕杀细菌的 NETs。可见，NETs 的形成和释放就是中性粒细胞死亡的产物，中性粒细胞的这种死亡方式叫作 NETosis。刺激或诱导 NETs 生成的因素包括外源性病原分子如细菌 LPS 及其刺激下的反应产物（如活性氧），还有一些细胞因子如 IL-8、补体因子 C5a 及某些代谢中间物和药物等，此外还有那些被称为内源性危险分子的物质如沉积的胆固醇、尿酸盐结晶、β-淀粉样蛋白等也可刺激 NETs 生成。调控 NETs 生成或作用强度的机制复杂，目前只是从某些实验现象观察认为有生物节律调控、入侵细菌的种类或数量、炎症发生的部位、宿主的年龄等参与 NETs 调控，还缺少坚实的实验证据和自洽的逻辑解释。推测，以上因素都可以影响中性粒细胞的功能状态，使得中性粒细胞因时间和空间分布的差异而出现多样性，因而其形成的 NETs 可表现不同的反应模式和强度。

二、NETs 的"过失"

NETs 的生理意义就是参与机体抵抗病原微生物入侵的固有免疫机制，也可以与特异性免疫建立联系。然而，导致 NETs 成为研究热点及更多被人们关注的是其病理意义。在许多不同性质的疾病研究中，人们似乎都在努力地往 NETs 上靠，无论是急性或慢性炎症，或者是代谢、衰老、肿瘤等。概括起来，NETs 确切地参与了这样几个病理过程：①血管栓塞。NETs 常在血管内血栓处聚集定位，堵塞血管，也常常堵塞胆管和胰腺管。沉积的 NETs 具有促凝活性、促进血小板聚集和纤维蛋白形成，可促进血栓形成或血液凝固。②组织损伤。在急性肺损伤、心肌梗死、中风、肝肾衰竭时都能看到中心粒细胞渗出加重组织损伤。NETs 产生的活性氧自由基和毒性颗粒蛋白是造成组织损伤的主要因子。NETs 增强 Th17 活性，使其对组织的伤害力更强。总之，凡是被用来攻击细菌的武器都可以用来攻击自身产生组织损伤。③动脉斑块形成。可以确定 NETs 参与了动脉斑块的形成过程，但其具体作用可能因不同的时间和部位而不同。在损伤区域的中心，NETs 借助炎性小体激活巨噬细胞放大炎症反应，同样可以修饰树突状细胞使炎症迁延，但是在纤维帽区域释放的 NETs，其所含的组蛋白 H4 却可以致平滑肌细胞死亡分解，使纤维帽变薄并令斑块失去稳定。这些看似矛盾的现象可能与 NETs 的数量或靶细胞对其毒性的敏感性有关。④降低免疫耐受力。NETs 可以降低免疫耐受力，与自身免疫性疾病的发生有关。然而，NETs 降低免疫耐受力的机制仍属推测，如 NETs 可作为自身抗原的来源、NETs 的免疫调节效应等。⑤肿瘤的发生和侵袭转移。中性粒细胞被认为是癌症发生和进展的驱动因素，高度影响患者生存率和免疫治疗抵抗。一方面，肿瘤可释放信号分子刺激中性粒细胞生成、运动和功能，这些中性粒细胞甚至被称作肿瘤相关中性粒细胞。另一方面，由肿瘤相关中性粒细胞生成的 NETs 能够促进肿瘤生长和侵袭转移，主要作用机制包括：对肿瘤的"滋养"作用(刺激癌细胞增殖、促进线粒体生成、增加 ATP 产生、增加耗氧)、捕获循环中的癌细胞使之归巢生长、"遮蔽"抗肿瘤免疫；此外 NETs 中的各种酶蛋白可以改造重塑肿瘤微环境中的基质成分，有利于癌细胞浸润、扩散、转移。

三、从 NETs 中寻找新灵感

对 NETs 研究的梳理可以启发我们思考。

其一，理论上不同年龄、不同组织器官、不同时间的中性粒细胞具有异质性，对各种刺激的反应模式和反应强度应该有所不同，那么它们所形成的 NETs 的差异体现在哪里？如果有差异，与其功能或病理表现怎样发生联系？

其二，既然在急性和慢性炎症中都证明了有 NETs 参与，这些 NETs 都是同样的作用机制和模式吗？为什么会表现出完全不同特征的炎症形式？

其三，NETs 的强大的蛋白质毒性作用造成组织损伤，为什么对肿瘤细胞却无效？在肿瘤或自身免疫性疾病中 NETs 究竟是正面角色还是反面角色？我们应该使用 NETs 促进药物还是抑制药物？

对这些问题的深入探讨，有助于更深刻、更全面地理解 NETs 的作用和意义。

20　上皮—间质的"相濡以沫"

上皮细胞与间充质细胞的相互作用贯穿生物学的多个基本过程。从胚胎的器官发生、局部功能和微环境稳态，到损伤修复和结构重塑，都不能避开上皮细胞与间充质细胞的相互作用，涉及诸多生理和病理过程。长期以来，在生命科学和医学研究中，上皮细胞与间充质细胞的相互作用，虽然一直不温不火，没有过火爆，但绝不会无人问津。因此，这是一个没有热点标签，但讨论热点时又无法回避的话题。

一、上皮—间质相互作用的经典认识

在胚胎器官发生过程，上皮组织和间充质构成器官原基，两种组织的相互作用是组织的分化、器官形态的形成、器官的生长发育的基础，一般称为上皮间充质相互作用。在对小鼠胚的颌下腺原基实验中观察到，如果将上皮和间充质成分分离，分别进行培养，结果是任何一方都不能达到形态的形成。但如果培养时把两者接近，则上皮将形成分枝的囊状体，而间充质形成围绕它的鞘，两者结合成一体，构成唾液腺所特有的胞状腺。在构成相互作用的器官原基中，多数情况下可以看到间充质为作用系而上皮为反应系的关系。这些上皮反应系中也存在差异，有的上皮仅对来源于其自体原基的间充质发生特异反应，有的上皮则可对来源于各种脏器原基的间充质发生反应。也有正好相反的情况，上皮是作用系，而间充质为反应系。随着器官发生的进行，作用系与反应系可以在两组织间互相交换而进行器官形成。上皮间充质的相互作用，不仅发生在器官发生过程，在出生后对器官的形态保持、再生以及损伤的修复过程也起重要作用。

二、EMTU 可能是"标题党"

出生后，上皮细胞与间充质细胞的相互作用也在维系器官形态的保持、局部微环境稳态中持续作用。生理状态下，上皮细胞作为作用系分泌抑制因子，总体上抑制成纤维细胞的活动，防止过度的胶原生成和沉积；而成纤维细胞则作为反应系，对上皮细胞起着营养和支持作用。当上皮细胞受到应激刺激时，产生的炎症因子信号可使间充质细胞暂时活跃，以配合局部的炎症反应。一俟局部炎症消退，上皮细胞对间充质细胞的作用可回落到抑制状态。近年，上皮间质营养单元（epithelial - mesenchymal trophic unit，EMTU）的概念被提出。EMTU 由上皮下结构细胞（如平滑肌细胞、成纤维细胞、血管内皮细胞）、血管和神经等组成。上皮下的细胞、血管和神经大多位于黏膜层，其中上皮细胞和成纤维细胞是 EMTU 中的关键细胞，且上皮细胞与成纤维细胞的功能是可协调的。在 EMTU 的细胞外基质中存在成纤维细胞鞘，由常驻的星状成纤维细胞相互啮合形成，这些成纤维细胞紧密附着在网状基底膜上。当上皮受到细胞外刺激后，可以通过分泌化学信号进行细胞间通信，也可以通过细胞间的直接接触作用于成纤维细胞鞘。而成纤维细胞鞘可迅速作出反应，如分化为肌成纤维细胞。EMTU 中细胞间的相互作用被认为在肺发育、修复和体内平衡中起重要作用。

三、上皮—间质的相互依存

在上皮遭受严重伤害或持续攻击时，上皮细胞与间充质细胞的相互作用被削弱、反转甚至中断。上皮受损致上皮细胞脱落时，对间充质细胞的抑制减弱，间充质细胞变得活跃。其积极的意义是为上皮细胞的增殖和爬行提供适宜的环境和基质表面，有利于上皮的修复。如果损伤缺损区域很大，间充质细胞增殖及基质合成可以暂时充填缺损区域，并限制病原菌的扩散、调理免疫系统对病原菌的杀伤作用，还有利于对其他伤害因素的清除，为上皮细胞的完整修复赢得时间。不过，如果伤害太大，上皮细胞难以完全修复，或来不及修复，缺损区域就可能被间充质细胞永久性充填，形成"瘢痕"状不完全修复，虽然终止了炎症或伤害的进程，但器官的结构和功能却再也不能自动恢复到正常状态了。如果长期处于应激或低强度伤害，间充质细胞持续活跃，成纤维细胞增生并转化为肌成纤维细胞，旺盛分泌各种炎症因子和生长因子，细胞外基质合成和沉积增多，导致基质层增厚，刚性变大，同时上皮下血管增生、腺体增生、神经末梢增生并增敏，则形成了所谓的管壁重塑。管壁重塑虽然也属于一种代偿机制，其意义是抵抗增加的压力不至于发生管腔闭锁塌陷，但持续进行性的重塑使得管腔逐渐变小、管道内流体的阻力增大、管壁的顺应性降低，导致器官功能的进行性减退。比如，慢性呼吸道炎症或损伤导致的气道重塑，是哮喘、慢性阻塞性肺病进行性肺功能减退的主要原因。

上皮—间充质相互作用的可能方式有旁分泌、外泌体和细胞间直接接触。旁分泌各种细胞因子、生长因子、小分子脂类或甾体分子、胺类、肽类分子，作用广泛，被研究得最多，也最为人们熟悉。外泌体则只是近年人们在其他器官组织获得的概念的移植，在口腔、牙科领域研究应用较多。因为一般外泌体是远距离通信方式，在上皮—间充质这样的近距离通信，在方法学上反而不容易操作。相邻细胞间的直接接触则只是推测，证据更少。上皮和间质细胞间直接接触可能需要黏附分子及其相应配体作为沟通细胞间信息的桥梁。

　　大量的实验和临床研究让我们获得了上皮-间充质相互作用的许多知识，但面对如器官结构重塑这样的困境我们仍束手无策，一定是我们还遗漏了某个重要的机制或因素。在上皮—间充质细胞相濡以沫的相互关系中，上皮细胞的主导地位的保持或恢复可能是使得修复"有度"、避免器官重塑发生的关键。另外，EMTU 这个概念值得发掘，可能会加深我们的理解。但是我不喜欢"单元"这个用词。单元给人们的印象是一个独立的结构体，单元内各组成元件有固定的空间及功能关系，不与单元外其他单元的元件发生关系，即不能有"外遇"。可事实是并不存在这样的结构，单个的上皮细胞与单个的间充质细胞之间并不保持一一对应的特定拓扑关系，而是开放的和发散的。虽然相濡以沫，却并不排他。

21 为何突触须可塑

神经活动的基本方式是反射。所谓反射是神经系统对刺激产生有规律的较为稳定的应答，意味着反射具有较为稳定的反射弧作为结构基础。神经突触是反射弧中最为重要的神经细胞连接结构，其信号传递应具有相对稳定性。然而，如果包含突触传递在内的神经反射活动始终不能改变，神经系统则很难面对复杂多变的外部刺激产生适应性改变，也就难以履行其中枢调节的功能。因此，神经系统必须设计一种机制使得突触传递可以在某种情况下作出适当的改变，即突触可塑性。突触可塑性是指突触的形态和功能可发生较为持久的改变，由此导致神经突触信号传递强度可调节的特性。反过来，突触结构和形态会随着自身活动的加强或减弱相应得到加强或减弱。突触可塑性一直是神经科学的重要命题和研究热点，在解释行为发生、学习记忆机制，以及认知障碍疾病时常提及突触可塑性。

一、突触可塑性的类别和机制

按照突触效应改变出现的早晚及功能效应的持久性，突触可塑性主要可分为短期突触可塑性与长期突触可塑性。短期突触可塑性的表现形式包括易化、抑制和增强。长期突触可塑性主要表现形式为长时程增强和长时程抑制，二者被认为是学习记忆活动在细胞水平的生物学基础。

（1）长时程增强（long-term potentiation，LTP）作用，又称长期增益效应。连续给一个神经元以高频率刺激，可记录到其兴奋性突触后电位幅度持续增高，而当同步刺激两个神经元时，两个神经元间信号传递出现一种持久的增强现象，这是一种与突触可塑性亦即突触改变强度的能力相关的现象。因为记忆可被认为由突触强度改变进行编码，LTP被普遍视为形成学习与记忆基础的主要机制之一。LTP最早于1966年在兔海马体中观察到，一直以来是研究的热门主题。许多现代研究试图更好地解释LTP的基本生物学原理，而另外许多研究则以探索LTP和行为学习之间的因果关系为目标。LTP还被用于诸如阿尔茨海默病和成瘾等认知障碍疾病的临床研究。LTP具有几个特性：①输入专一性，即一个突触的LTP一经诱导，不会扩散到其他突触，因而 LTP 具有输入专一性，但可传播到那些依据关联性和协同性法则所"规定"的突触。LTP 的输入专一性法则在短距离内不一定特别精确。LTP 的输入专一性可能与突触标识和信号捕获有关。②关联性，当一条通路的弱刺激尚不足以诱导 LTP 时，另一通路的强刺激会同时诱导两条通路的 LTP。③协同性，LTP 既可由强烈的强直刺激激发突触的单一通路，也可通过多个较弱的刺激协作引发。突触的单一路径受弱刺激时产生的突触后去极化不足以诱导 LTP，但多个通路的弱刺激产生的突触后去极化可以经总和而诱导 LTP。从机理上看，关联性和协同性其实是相同的。④持久性，LTP 的作用时间是持久的，可以持续几分钟乃至几个月。

（2）长时程抑制（long-term depression，LTD）作用，又称长期抑势，指神经突触持续几个小时到几天的抑制行为。强烈的突触刺激（小脑 Purkinje 细胞）或者长期的弱突触刺激（海马体）均可导致长期抑势的形成。LTD 的形成机制可能由突触后膜受体密度降低，或者是突触前膜释放递质减少所致。小脑的 LTD 可能对运动神经的学习起作用，海马体的 LTD 也可能对过去记忆的清除起作用。

（3）短时程的突触可塑性，也是突触可塑性的一种重要表现形式，是实现神经系统的正常功能所必需。突触的

21

为何突触须可塑

147

短时程可塑性能够加强突触传递的确定性，调节大脑皮层兴奋和抑制平衡，形成神经活动的时间和空间特性、形成并调节皮层丘脑网络的同步振荡。突触的短时程可塑性可能也参与了注意、启动效应、睡眠节律和学习记忆等神经系统高级功能的实现。短时程突触可塑性又分为短时程增强和短时程压抑作用。

二、突触可塑性的分子基础

突触可塑性的生化机制涉及两种谷氨酸受体——NMDA 和 AMPA。去极化依赖的 NMDA 通道开放导致突触后细胞内 Ca^{2+} 浓度上升，通过蛋白激酶作用导致 LTP。同时，激活的蛋白质激酶磷酸化突触后兴奋受体（如 AMPA 受体），改善阳离子传导，从而增强突触。另一个机制通过第二信使级联反应调节基因转录和关键蛋白质表达，与 LTP 过程的生长维持有关，为长期记忆存储提供了机制。而 LTP 的持续时间可以通过这些第二信使的分解来调节。两个神经元之间突触连接（长期增强或 LTP）有效性的长期变化可能涉及突触触点的形成和断裂。突触后膜上的离子通道数量会影响突触的强度。突触后膜上的受体密度发生变化，影响神经元对刺激的反应性。在保持平衡的动态过程中，NMDA 受体和 AMPA 受体通过外移添加到膜表面，也通过内吞作用去除，从而导致突触强度的可塑性。突触可塑性的分子事件发生在神经元的单个突触水平上，由于生化机制仅限于这些"微结构域"，由此产生的突触可塑性仅影响该特定突触。LTP可分为诱导、维持、表达3个部分，从时间上分为早期相和迟发相两个阶段。LTP的诱导是初始阶段，是由高频率强直刺激激活的生化反应。这种反应由NMDA通道打开引起的Ca^{2+}浓度突然上升。抑制诱导过程，LTP将无法产生。LTP的维持主要依赖于一些可以持续性激活的信号蛋白对下游分子的持续性激活。如果阻断信号蛋白的持续性激活，LTP就会被阻断。比较关键的两个蛋白，一是CaMKII的自磷酸化使得其在Ca^{2+}信号消失后仍然可以持续激活一段时间，是早期维持的基础；二是作为PKA异构体的PKM，不需要持续的钙来激活，且激活后不会自动失活，可以持续激活下游蛋白，是迟发相维持的基础。表达则是LTP的最终实现，主要依赖于新蛋白质的合成、新突触的合成。在LTP的早期相，主要是突触前膜释放的增加和突触后膜AMPA的磷酸化增加；在LTP的迟发相，主要是突触后膜新AMPA数量的增加，新突触的形成。由于存在维持信号，即使抑制住表达，抑制信号消失后也会重新观察到LTP的恢复。

大量的研究尽管在分子层面上描述了LTP微观细节，

但在宏观层面解释学习、记忆和认知障碍疾病上仍然显得空泛：①在实验研究方面，一是突出可塑性增强或削弱发生的部位，才可能与大脑的具体功能改变相联系；二是较多的研究仅采用形态学或分子标志物反应突触可塑性的改变，如观察神经细胞突起的数量、长度、密度等，提供功能证据的研究不多；②在理论研究方面，突触可塑性改变的意义和动机很少涉及，尤其是认知障碍性疾病中，突触可塑性降低的原因和机制研究很少，大多数也只是描述现象。或许，人工智能研究领域的神经元算法理论，可以反过来对神经生物学关于突触可塑性的研究有所借鉴。

22 神经细胞的"祸乱"

在现代疾病谱中，神经退行性疾病已经占据了重要的位置。神经退行性疾病是一类与年龄相关联、由特定神经元群体逐渐缺失导致特定脑功能逐步衰退，引起患者认知能力、行为能力和日常生活能力逐步丧失的疾病，如帕金森病、阿尔茨海默病、亨廷顿病、传染性海绵状脑病、2型糖尿病和额颞叶痴呆等。由于此类疾病发病率高、对社会的影响面大，故一直是医学和神经科学研究的主战场。尽管投入了大量的研究，目前许多退行性疾病的发病机制仍不清楚，更没有有效的治疗方法，因此阐释这些疾病的致病机制是找到有效治疗的关键。不同的神经退行性疾病由于损害的部位和结构不同而具有不同的临床表现，但是这些疾病有一些共同的病理特征，就是大量的异常蛋白质堆积，造成神经细胞的损害和神经结构的紊乱。现在虽然认识到蛋白质错误折叠和聚集是神经退行性疾病的病理特征，但蛋白质聚集及神经毒性的确切机制并没有确切的证据。这些堆积的异常蛋白质就像是神经细胞产生的垃圾，未能得到有效及时的处理，使得原本有序的神经组织演变成无序的"垃圾堆放场"，毒害神经细胞的同时，干扰神经细胞之间的通信。这些异常蛋白质是如何产生堆积的？堆积的异常蛋白质怎样导致神经细胞中毒？管控异常蛋白处理的机制究竟出了什么问题？

一、神经退行性疾病的分子病理基础

从分子的角度来看，神经退行性疾病的一个共同特征是蛋白质发生了错误折叠，以及发生了异常聚集形成淀粉样 β-折叠丝状结构。按照逻辑顺序，首先是蛋白质发生了错误折叠，然后错误折叠的蛋白质产生聚集。

（一）异常磷酸化修饰

发生蛋白质错误折叠的起因可以追溯到蛋白质翻译后的不当修饰。已知，不同的翻译后修饰，如磷酸化、泛素化或类泛素化修饰，能改变蛋白质的构象和生物功能，也能影响蛋白质折叠和聚集。几乎所有的神经退行性疾病中聚集的异常蛋白都存在"异常"的磷酸化修饰。所谓"异常"可以理解为在错误的位点上发生了磷酸化，使得蛋白质采取错误的构型因而发生错误的折叠。目前已经发现了一些与退行性疾病密切相关的异常磷酸化的蛋白质。例如：①阿尔茨海默病中，Tau 蛋白的异常磷酸化导致其聚集形成神经纤维缠结；Aβ 是一种由淀粉样前体蛋白连续水解得到的多肽。Aβ 多肽第 8 位丝氨酸上的磷酸修饰能减弱胰岛素降解酶和血管紧缩素转化酶对 Aβ 的清除作用。②帕金森病患者脑中沉积的 α-核突触蛋白被检测到存在异常磷酸化。③亨廷顿蛋白第 3 位苏氨酸残基发生的磷酸化修饰能增强蛋白质的聚集和神经毒性。④在肌萎缩型脊髓侧索硬化症中，超氧化物歧化酶 1 的多个位点发生异常磷酸化。

（二）金属离子对蛋白质空间构象的影响

此外，一些金属离子通常参与组成酶的活性中心，作为酶的辅基或辅因子，或是参与稳定蛋白质的空间构象，或是参与重要生化反应的过程。金属离子整合入蛋白或金属化发生在蛋白质翻译后，也可理解为一种特殊的翻译后修饰，自然有可能影响蛋白质的折叠，如果是错误的折叠则可进而导致蛋白质的聚集。许多神经退行性疾病相关蛋白，如阿尔茨海默病中的 Aβ 和 Tau 蛋白能够和金属离子直接作用导致聚集。锌离子能通过 Tau 蛋白上的两个半胱氨酸残基与 Tau 结合，进而促进 Tau 蛋白的聚集而产生神经细胞毒性，且这个过程可独立于 Tau 蛋白的异常磷酸化水平的变化。另外，一种能与核酸相互作用的、原本是可溶性的蛋白质（TDP-43），发生异常磷酸化后形成纤维结构，在一些神经退行性疾病中可形成巨大的、有害的绳状团块，聚集在大脑组织中。这种聚集体可自动地类似于"生长"般不断增大。

（三）蛋白质的异常折叠

一般而言，蛋白质的功能依赖于其氨基酸序列决定的原生结构状态：疏水的氨基酸被埋在蛋白质的疏水核心内，而极性亲水残基则面向周围的水相环境。蛋白质除了根据本身氨基酸序列折叠为天然原生状态外，还可以以低自由能方式形成非天然折叠中间体，这可能导致蛋白质聚集体的形成。一类被称为固有无序蛋白质（intrinsically disordered proteins，IDPs）的特殊蛋白质没有确定的三维构型，这些蛋白质在未折叠时可具有活性，并具有较宽的潜在构象范围，并能够在不同构象之间转换，得以参与众多调控和信号传递过程。由于 IDPs 极易发生构象变化，也因此更容易受到环境变化的影响。IDPs 的疏水残基含量较少且没有埋在蛋白质核心内，致使其不可能采用球状的折叠结构，更容易产生异常构象并聚集成淀粉样纤维。纤丝结构允许将少量疏水侧链聚集在一个二维层中。这些纤丝结构中相同的疏水侧链层或亲水侧链层能够上下相互作用堆叠在一起形成蛋白聚集体。这也是原本可溶的IDPs会经常存在于蛋白质原纤维中的原因。包括阿尔茨海默病、帕金森病和亨廷顿病在内的几种神经退行性疾病都有淀粉样蛋白纤维的沉积，这些聚集的蛋白质通常属于IDPs，如Tau蛋白、α-突触核蛋白和亨廷顿蛋白。

虽然人们研究发现蛋白磷酸化与其聚集和毒性有关，但蛋白的磷酸化是聚集的起因还是结果，或是磷酸化具有神经毒性作用还是神经保护作用，还没有定论。至于哪些是与疾病相关的错误的磷酸化位点还没有规律可以确认。蛋白质聚集体并不是稳定的，小的可溶性物质可以比较容易地从聚集体上分离，并且还可以附着在较大的蛋白质聚集体上。因此，蛋白质聚集体的溶解度、稳定性和大小是可变的。最初人们以为，大的不溶性蛋白质聚集体具有神经毒性，然而，现在人们意识到，恰恰是那些更小、更可溶的低聚物是造成神经毒性的物质，而那些大的不溶性聚集体则可能具有神经保护作用。一般认为，错误折叠并发生聚集的蛋白质可影响正常的蛋白质，破坏它们的功能。然而，新近有研究者通过数据分析发现异常蛋白质的作用机制可能是诱导释放一些对神经元具有毒性的物质，导致神经元形成错误的或有缺陷的树突。如转录因子NF-κB，尽管这种转录因子对树突的正常功能和发育至关重要，但当异常蛋白出现时，NF-κB 的潜在毒性就得以解锁。

二、分子伴侣及纠错机制

生理状态下，细胞或机体应该有一套纠正蛋白质错误折叠和及时清除异常聚集的蛋白质的机制，或者说是蛋白质质量控制（protein quality control system，PQC）机制。如果这种 PQC 机制的有效性降低，错误折叠的蛋白质增多且不能及时清除异常蛋白质的聚集，神经组织就逐渐被"垃圾"充填。一个直观的推测，随着年龄的增大或衰老，PQC 的工作效能降低，神经退行性疾病发生的概率增大。围绕 PQC 的研究获得了许多不同疾病的分子细节，大致上，PQC 机制作用在两个方面：一是依赖分子伴侣诱导蛋白质的正确折叠或纠正错误折叠；二是降解清除聚集的异常蛋白质。

分子伴侣协助蛋白质的折叠，并且是决定折叠、再折叠，还是降解的关键角色。一部分蛋白质可不依赖于伴侣蛋白而自发折叠达到天然原始状态。然而，一些复杂的蛋白质的折叠通常需要依靠分子伴侣的引导才能进入天然原始状态。Hsp70 和 Hsp90 是蛋白质折叠途径中的两个主要伴侣系统。Hsp70 通过清除短的疏水延展肽段与早期折叠中间体结合。其实，Hsp70 并不充当一个主动的折叠加速器，而是在生理水平上阻断该蛋白的进一步折叠。底物蛋白从 Hsp70 中释放出来后会继续自行折叠到天然原始状态，或者重新与另一个 Hsp70 分子结合。Hsp90 能够打破 Hsp70 对蛋白折叠的阻断，通过与晚期折叠阶段特有的蛋白质肽段结合短时阻断这种重复循环。Hsp70 和 Hsp90 都不主动折叠蛋白质也不改变折叠动力学，而是协助底物自行折叠。Hsp70 和 Hsp90 伴侣蛋白都能够与在疾病中形成淀粉样纤维的蛋白质相互作用（包括 Tau 蛋白、α-突触核蛋白和 Htt 蛋白），是阻止健康神经元中蛋白纤维形成的关键因素。比如，Tau 是淀粉样蛋白纤维形成的标志性蛋白，且不同的 Tau 蛋白相关疾病具有不同的 Tau 构象。单体 Tau 经过翻译后选择性剪接会产生 6 种不同的异构体。在其序列中，Tau 有 4 个负责与微管结合的伪重复序列。选择性剪接导致产生了具有 3 个（3R）或 4 个（4R）重复的微管结合结构域的异构体。这一特定的结构域对 Tau 蛋白的体外聚合非常重要，也是 Hsp70 的一个结合位点。在体内这一结构域可被 Hsp70 伴侣蛋白所占据，阻止了 Tau 蛋白原纤维的形成。

　　对蛋白聚集体的降解和清除有 3 种途径：①泛素—蛋白酶体系统降解，阳性蛋白底物可以被蛋白酶体降解。底物靶向蛋白酶体在很大程度上依赖于伴侣蛋白。Hsp70 和 Hsp90 在蛋白酶体的降解中都很重要。②自噬，底物识别受体识别错误折叠或聚集的蛋白质，并将其转移到自噬体中降解。选择性自噬也需要分子伴侣的识别。自噬途径障碍可能促使蛋白质的聚集。③解聚，Hsp70 解聚机制分解淀粉样蛋白纤维，但其分解产物可能是有毒性的并且可能具有"种子"传播性。可见，在 PQC 机制中，无论是阻止错误折叠还是降解异常蛋白聚集，分子伴侣都发挥重要作用。

对异常蛋白聚集和神经退行性病变的研究还可以提出新的问题吗？我们可以从空间和时间两个角度去进一步思考。

从空间上，不同的疾病表现在不同的脑区发生异常蛋白堆积，因而表现不同的功能退变。而那些发生错误折叠并聚集的蛋白质应该是在所有神经细胞都"通用"的蛋白质，为什么在不同的脑区"选择"不同的蛋白质发生错误呢？目前所认识的 PQC 机制似乎是非特异性的，那么就不应该表现出不同脑区的聚集蛋白种类的差异。是否能够见到"全脑"的退行性病变？另外，目前所认识的对聚集蛋白降解清除的 3 条途径都是细胞内的"工具"，对堆积在神经细胞外的异常蛋白质可能力所不及。是否忽略了在细胞外起"清道夫"作用的细胞，如星形胶质细胞、巨噬细胞等。

从时间上，PQC 机制是否因为年龄的增加而逐渐衰退，导致神经退行性疾病。如果是这样的话，只要个体的寿命足够长，PQC 随时间演变的最终结果必然是所有的人都不可避免地发生"全脑"的退行性病变，那就是大脑的"宿命"。

神经再生的漫漫之路

蜥蜴的尾巴掉了还可以再长出新的来，许多小动物的肢体断了也能够续上，就连人的部分器官组织损坏后也可以恢复如初。这些现象都依赖于生物体所具有的细胞再生作用。然而，只有人类，能够得以获得精妙进化并产生地球上其他任何生物都无法比拟的思想和智慧的神经系统，其所付出的代价似乎就是神经细胞和神经组织的再生能力的丢失。因为有了智慧和情感，人类反而对付出丧失再生能力这样的代价感到沮丧和不甘。让我们的神经系统能够像其他生物组织那样重获再生能力成为我们不能放弃的梦想。于是，一代又一代神经科学家一直顽强地探索恢复神经再生能力的理论和方法。进步在一点一点地积累着，虽然不够快，但既然不能放弃，就一直把它放在热点的名单里。

一、空间秩序的严格性决定再生能力

神经组织由无数的神经细胞、由神经细胞突起形成的神经纤维，以及对神经细胞起着保护、营养和调节的众多支持细胞构成，具有严格的空间秩序。神经系统包括中枢神经系统和周围神经系统。脑和脊髓属于中枢神经系统，周围神经细胞除较中枢神经细胞稀疏一些外，主要的不同点是神经细胞突起形成的神经纤维，包括感觉的传入纤维和支配运动的传出纤维。神经系统工作的基础是作为结构和功能基本单位的神经细胞或称神经元的复杂的电和化学活动，以及借助这些电和化学活动在神经元之间的信息传递和处理。神经元或神经纤维的损伤破坏导致神经系统的功能破坏。所谓神经再生，不仅是指神经组织、细胞或细胞产物的再生或修复，还包括神经元之间的空间秩序和信息联系通路的恢复。再生的机制可能包括新神经元、神经胶质、轴突、髓鞘或突触的产生，还包括神经纤维的生长延伸和目标定向。就再生发生的难易和再生的速度而言，周围神经还具有较弱的再生能力，中枢神经就几乎看不到再生的现象。

(一)周围神经的微弱再生

上述提到,周围神经系统(PNS)尚具有一定程度的再生能力。轴突损伤后,如果神经元的胞体没有波及,神经元可激活多种信号通路,表达促生长基因,导致功能性生长锥的重建和再生。生长锥向特定方向延伸,也就是轴突的生长。除了受神经元胞体的基因控制外,这些轴突的生长也受许旺氏细胞(一种形成神经纤维髓鞘的支持细胞)分泌的趋化因子控制。外周神经系统的损伤可立即引起吞噬细胞、许旺氏细胞和巨噬细胞向病变部位迁移,以清除由组织破坏产生的碎片,这些碎片可抑制再生。当神经轴突被切断时,连着细胞体的一端称为近端部分,而另一端称为远端部分。受伤后,近端出现肿胀变性并向胞体方向经历一段逆向蔓延,但一旦清除碎片,变性就会停止并开始长出新的轴突,可以观察到新的生长锥。只要细胞体完好无损,近端轴突就能够再生,并且与神经内膜(也称为神经内膜管或通道)中的许旺氏细胞接触。人类轴突的生长速度在小神经中可以达到 2 mm/d,在大神经中可以达到 5 mm/d。然而,远端部分经历受伤后数小时内的沃勒变性、轴突和髓鞘退化,但神经内膜能够保留。在再生的后期阶段,剩余的神经内膜管起着"支架"作用或"路基"作用,将轴突生长引导回到正确的目标终点。在沃勒变性期间，许旺氏细胞沿着神经内膜管以有序的柱状生长，形成一条细胞带，保护和保存神经内膜通道。此外，巨噬细胞和许旺氏细胞会释放神经营养因子，促进再生长。可见，周围神经断裂后，只要神经内膜管存在及胞体完好，生长锥就会沿着内膜管的指引完成再生修复。这也是外科断肢(指)再植中缝合断裂神经的依据。但如果损伤严重，神经元胞体也不复存在，就无再生可言。此外，轴突损伤有较长的神经轴突连同神经内膜管的缺失，新生成的轴突生长锥缺失支架引导，找不到生长的路径和方向，就有可能在中途被生长速度更快的瘢痕组织所拦截，在局部停滞不前，形成缠绕成团的神经球团，不仅完不成再生，还会导致日后产生持续的患肢疼痛，需要外科手术切除。

(二) 中枢神经的再生"困境"

在器官组织层面，几乎看不到神经再生的现象。我们通过与周围神经组织的比较，可能觉得，中枢神经的纤维缺少像周围神经那样的神经膜内管的引导；也或许是中枢的神经元生性散淡，没有再生的"欲望"。其实，联想到在胚胎发育过程，中枢神经元是可以长出轴突的；在对神经细胞进行体外培养时，也是可以有轴突生长的；在一些研究神经可塑性的实验中，可以将新长出的突起作为观察指标。可见，就中枢神经元本身而言，它们既有再生的"意愿"又有再生的潜力。只不过，在中枢神经组织内，抑制再生的倾向处于优势地位，再生被抑制了。抑制中枢神经再生的主要机制是受损后胶质细胞瘢痕的形成。中枢神经损伤后，转化生长因子β-1和β-2、白细胞介素和一些细胞因子被释放，促进和驱动胶质瘢痕形成。损伤部位反应性星形胶质细胞的募集和抑制神经突起生长的分子的上调可导致神经再生失败。这些抑制分子抑制神经轴突向外生长的同时，还改变细胞外基质的组成。胶质瘢痕中的主要基质成分是由星形胶质细胞产生的硫酸软骨素蛋白聚糖和硫酸角质素蛋白聚糖，形成的瘢痕致密而坚实，阻碍轴突生长。此外，还有少突或胶质细胞碎片来源的多种蛋白质，可抑制轴突再生和髓鞘再生。可见，在中枢神经组织中，基质成分可表现为抑制神经生长和促进神经再生两种背景。那么，哪些促进生长的机制出了问题会导致神经再生被"关闭"呢？我们能否找到让这状况发生逆转的机会呢？

二、神经再生的"驱动"和"导航"

已经知道，神经细胞是通过伸出生长锥并向着特定的方向生长的。对神经系统发育过程的研究可以发现神经细胞是按一种固定的、特异的方式生长，去寻找它们的目标。有理由相信，操纵生长方向可以由基因进行编码。数量众多的许多基因群把一些信号分子编码成吸引生长的因子和排斥性的或抑制性因子，即排斥和吸引在大脑内部起着同样重要的作用。这样，控制着神经细胞生长的力量既有吸引的也有排斥的，既可以在远程起作用，也可以就在细胞表面分泌，近距离起作用。不要以为将控制生长的因子简单地划分为吸引因子和排斥因子两大类就可以了，其实就某个具体的分子而言，可能具有双重作用或不确定的效应。即同一种分子可以对一个神经细胞是吸引因子，而对另一个神经细胞却是排斥因子，由其所作用的神经细胞的受体表达所决定。排斥因子的存在对神经系统的构建过程起着基础和背景性作用，起着划定边界，限制神经细胞生长的作用，基本上是通过把神经细胞驱离一定的范围从而指引它们的生长方向。那么，生长中的神经细胞又是如何接收和解释各种信号的呢？首先，告诉生长锥是吸引还是排斥的编码发生的部位，不在于信号本身，也不在于受体的外部部分。信息是吸引还是排斥，是在细胞内部编码和解释的。接下来，生长锥可能会同时接收到不同的甚至相互对立的信号，最后是决定继续往前走还是转向另一个方向，需要对信息进行衡量：如果吸引大于排斥，它们就向着那个方向生长；如果排斥大于吸引，它们就远离那个方向。可能许多不同的信号传导系统在进行这种衡量，其中一个衡量机制存在于 Rac-Rho 族的 GTP 酶中。如果有更多的 Rac 处于活性状态，这种 GTP 酶就会增加这个方向的活性，也就是吸引的力量；如果 Rho 更活跃，信号就减少活性，这就表示是排斥的信息，神经细胞就远离这种排斥信号。更为深刻而有趣的问题是，细胞是否能转换其反应的方式，即通过某种信号传导机制，细胞有能力把平衡由正变负或由负变正吗？如果改变生长锥内的环核苷酸，即 cAMP 或 cGMP 的水平，就可以明显地改变神经细胞的反应方式，就是说，增加环核苷酸的浓度，就可以将排斥信号转化为吸引信号。

这样，我们似乎看到了改善神经再生的一线曙光。既可以抑制某些抑制因子，也可以把抑制因子转化为吸引因子，从而使神经细胞越过排斥的障碍生长，并使其不受限制地生长。至少有 3 种方法：通过减少排斥信号或增加吸引信号，单纯地减少外部的排斥力量；通过细胞内的信号传导机制去转换抑制和吸引的平衡；通过改变生长锥内的环核苷酸来转换生长锥的反应方式。譬如，当脊髓或大脑神经细胞直接受到损伤时，由于血-脑屏障的开放，神经组织内的免疫反应和炎症反应会造成神经组织大量的继发性损伤，令原有的损伤更为加重。早期阻断炎症反应或阻断对神经细胞再生的排斥，减少排斥因子的压力；在神经细胞内部，Rac 族的 GTP 酶发出吸引信号，而 Rho 族的 GTP 酶发出排斥信号，阻断 Rho，从而改变平衡，将排斥转化为吸引；通过确定神经系统内关键的磷酸二酯酶，使用这种磷酸二酯酶的抑制剂，增加受伤部位环核苷酸的含量，将排斥转变为吸引。

期望之后的神经再生之路越来越宽阔、平直。

24　肠道乾坤微生态

一、严肃的科学话题

人们很早就知道肠道菌群的平衡对身体的重要性：肠道的正常菌群会产生人体需要的某些维生素，菌群失调时会引起消化道功能紊乱，甚至某些细菌由于失去了正常菌群的适度抑制而过度繁殖时会发生条件性致病、霉菌感染等。然而，人们没有料到，关于肠道菌群及肠道微生态现在居然盛况空前。肠道菌群的涨落兴衰，不仅可以搅动肠道这个乾坤世界，甚至远距离在肠道外兴风作浪。脑—肠轴、"肺与大肠相表里""心与小肠同频共振"，远不止这些，几乎所有器官和功能的发挥及其相关疾病，都能找到肠道菌群的踪迹。甚至"粪菌移植"也登上了自古刻板保守的医学殿堂。当然这些不是原始创新，因为中医药中的

"人中黄"可能就是这类物质。神怪小说《镜花缘》中说到一个无肠国，其国人无肠，进食后食物消化不全，很快即排出。无肠国人善于充分利用资源，将排泄物再利用。于是将人依据财富和地位分成三等，第一等人将排泄物排入第一等茅厕，供管家等高级仆从食用；后者属二等公民，其排泄物储存在第二等茅厕；二等公民的排泄物供下等仆人食用。其实等候在三等公民之后的还有一大群宠物狗。据说无肠国的终端茅厕奇臭无比，显然是大量的肠道细菌的缘故。根据"粪菌移植"的原理，无肠国的制度安排有一定根据：富人和权贵的肠道菌群比较"健康"，移植给穷人或下等人有利于改善其肠道微生态，提高其人素质。《镜花缘》只是荒诞的文学作品，远不如当今生物医学研究的严肃和严谨。既然当今科学研究将肠道菌群这一话题作为热点，应有其严肃的逻辑和科学根据。

二、肠道菌群的形成和演化

人类肠道菌群中有 400 余种细菌，按照其数量多少可以分为优势菌群和次要菌群。优势菌群是肠道菌群中数量大或种群密集度大的细菌，包括类杆菌属、优杆菌属、双歧杆菌属、瘤胃球菌属和梭菌属等专性厌氧菌，通常属于常驻原籍菌群。优势菌群可影响宿主生理功能，主宰整个肠道微生态和整个菌群的功能，对宿主具有生理病理意义。次要菌群的数量比优势菌群数量少，为需氧菌或兼性厌氧菌，如大肠杆菌和链球菌等，大部分属于外籍菌群或过路菌群，流动性和波动性大，有潜在致病性。乳杆菌虽然数量不多可归为次要菌群，常驻于回肠中，参与重要的生理功能，在功能上也可归属于优势菌群。优势菌群与肠道微生态整体状态密切相关，以厌氧菌为主的优势菌群，一般寄生在如结肠般清除速率较低、营养丰富的微环境，菌群密集度和多样性高；而兼性或需氧菌群一般生活在清除速率高的肠段，如小肠近端，菌群密集度和菌群多样性较低；在酸性微环境中，耐酸、产酸的细菌成为优势菌群。微环境的改变，可使菌群中的优势菌群发生替换，如便秘时大便优势菌群主要是革兰阴性厌氧菌，慢性腹泻时常见革兰阳性杆菌为优势菌群，而在严重急性腹泻时大便中的优势菌群为致病性细菌或某些兼性/需氧细菌。可见，在肠道微生态这个小小的乾坤世界里，优势菌群也是纷争迭起，经常上演"城头变幻大王旗"的剧目。值得一提的是，决定各类菌群成王败寇结局的导演是超然的"外部造物"，即进食的种类导致的肠道理化环境。当然，肠道菌群间有竞争的同时，还需要共生。在肠道中，尽管专性厌氧菌是主要菌群，占据优势，但这些菌群又依赖于需氧菌或兼性厌氧菌等次要菌群的存在，因为后者在增殖过程中消耗氧气，保证前者的生长条件。一个生理性组合的肠道菌群是有益的，而病理性组合的肠道菌群是有害的。

三、肠道菌群的群落分类

宿主的饮食习惯或饮食导演肠道菌群生态演化，而肠道细菌又可对宿主发生"反作用"。对宿主而言，人体肠道内数目庞大的细菌大致可以分为 3 个大类：有益菌、有害菌和中性菌。有益菌，也称为益生菌，主要是各种双歧杆菌、乳酸杆菌等，人体健康不可缺少，合成各种维生素，参与消化，促进肠蠕动，抑制致病菌生长及分解有害、有毒物质等。有害菌，如数量失控大量生长，会引发多种疾病，产生致癌物等有害物质，或者影响免疫系统的功能。中性菌，具有双重作用，如大肠杆菌、肠球菌等，正常情况下对健康有益或至少无害，如若增殖失控，或从肠道转移到身体其他部位，就可能引发疾病。人体的健康与肠道内的益生菌群息息相关。在长期的进化过程中，肠道菌群通过个体的适应和自然选择，菌群中不同种类之间，菌群与宿主之间，菌群、宿主与环境之间，在动态中平衡，形成一个互相依存，相互制约的系统。因此，人体在正常情况下，菌群结构相对稳定，对宿主有利或无害。有研究称，体魄强健的人肠道内有益菌的比例达到 70%，普通人则是 25%，便秘人群减少到 15%，而癌症病人肠道内的益生菌的比例只有 10%。

有益菌群对生理功能的影响：①吸收水分，使粪便软硬适中，排便会较为顺利；②有利于缓和、适度、有规律地蠕动，使排便顺利规律；③合成维生素，包括维生素 B_1、维生素 B_2、维生素 B_6 及维生素 K 等；④排出肠道产生或经食物摄入的有害物质；⑤抑制病原菌、刺激免疫力。

有害菌群对生理功能的影响：①排泄不畅，肠内粪便囤积或腹泻；②肠蠕动过快或过慢；③产生有害物质，加速肠壁老化，诱发结肠癌；④有害物质在肠道的再次吸收对全身的危害；⑤病原体容易侵入，有益菌的减少及有害菌产生的有害物质使肠壁免疫功能下降，肠内杀菌作用变弱，细菌或病原菌更容易侵入。

4 个方面构成影响肠道菌群的主要因素：一是人体自身因素，包括肠道的酸碱性、胆汁及消化酶的分泌、肠道的蠕动、肠道黏液的分泌、肠道表皮的脱离等，以及人所处的环境及精神因素；二是人体摄入的饮食，包括可消化的食物与不可消化的纤维、药物等；三是细菌自身因素，包括细菌的黏附能力、繁殖能力、营养需求量、抗消化酶能力等；四是细菌之间的相互作用，包括营养竞争、相互抑制作用、协同作用等。

四、肠道菌群的肠外影响

以上关于肠道菌群的分类、优势菌群的形成、菌群对生理功能的影响，可谓是中规中矩的研究成就。近年来许多研究的新进展则是在肠道外发现肠道菌群引发的功能异常或疾病。列举若干：①引发肥胖。有研究者认为肥胖与肠道菌群有关，而不应该归咎于过度饮食、锻炼太少或者是遗传因素。其证据是，找到了与肥胖有关的人类细菌，并将其喂给老鼠，将它们的体重与没有喂细菌的老鼠进行比较，尽管后者采用高脂肪食物喂养，并被阻止锻炼，却没有出现肥胖症状。与之相呼应，也有研究发现肠道菌群的基线特征是低碳水化合物饮食减重效果的决定因素。②引发自身免疫性疾病。研究人员发现，生命早期接触胃肠道细菌可帮助小鼠预防自身免疫性疾病。相比于男性，女性发生多发性硬化症、类风湿关节炎和红斑狼疮等自身免疫性疾病的风险更高的原因与两性之间肠道菌群的差异有关。饲养于相同环境中的雌雄性小鼠正常肠道菌群存在差别，将雄性肠道细菌转移到高遗传风险的雌性体内可以预防后者的自身免疫性疾病。更加令人意外的是，肠道微生物治疗可影响性激素水平。当年轻的雌性小鼠接触到来自成年雄性的正常肠道微生物时，它们的睾酮水平升高。动物的性别（可能通过性激素）决定了肠道微生物组成，同时肠道微生物反过来影响了性激素水平，不知谁是因果，却又转而调控了自身免疫性疾病。肠道菌群微生态失调可导致局部免疫激活并诱发全身免疫反应。③调节血压。肠道微生物群产生的短链脂肪酸可能在调控血压方面起作用。短链脂肪酸中的丙酸盐可通过肾脏中的相应受体干扰肾素分泌，引起血压下降。研究肠道微生物群和肾脏—心血管系统的串扰可能有助于更好地理解和治疗高血压。④治疗过敏。肠道菌群通过促进肠免疫系统发育、诱导 T 细胞分化等多种途径调节机体免疫功能，使之处于平衡状态，从而避免或减少免疫相关疾病的发生。过敏性疾病的发生与机体自身免疫系统发育不全、免疫调控机制不完善有关，而肠道菌群可影响机体免疫系统，且过敏患儿体内菌群分布较健康儿童有差异，提示肠道菌群与儿童过敏性疾病的发生相关。益生菌对过敏性疾病的防治有积极意义。⑤助力抗癌。科研人员发现，肠道菌群还能控制人体对癌症治疗药物的反应。常用于癌症化疗的药物环磷酰胺能够破坏肠道黏液层，让肠道细菌进入循环系统，其中一些到达脾和淋巴结的细菌能促进形成免疫细胞，进而攻击癌细胞。研究人员用抗生素杀死实验鼠的肠道细菌后，环磷酰胺间接促生免疫细胞的能力会大大降低。科研人员选取正接受化疗、存活率为

70%的癌症实验鼠，并用抗生素杀死其肠道细菌。结果导致这些实验鼠摄入的化疗药物不再起作用，它们的存活率在两个月后下降到20%。研究人员测试了一种用来治疗结肠癌的药物奥沙利铂。在测试对象的肠道细菌状态理想时，这种药物的效果最佳。但当使用抗生素杀死肠道细菌后，奥沙利铂的药效会大打折扣。一般而言，医生经常需用大量抗生素为癌症患者预防感染，但研究发现，抗生素可能会影响抗癌药的疗效。对不同的抗癌药，助它们一臂之力的肠道细菌种类也不同。如同前面所述，某些种类的肠道细菌还可能促进肠癌发生，不可盲目地补充肠道细菌。⑥致心脏病。一项研究表明，高脂肪饮食会破坏肠道内壁及其微生物群落的生物学特性，并促进一种可能导致心脏病的代谢物的产生。⑦与自闭症关联。有研究表明，自闭症谱系障碍可能部分源于肠道菌群组成的差异，这主要基于观察到某些类型的微生物在自闭症患者体内更常见。但也有研究指出，在自闭症儿童肠道中发现的菌群差异，可能与自闭症相关的限制性饮食有关，而不是诱发其症状的原因。⑧"操控"宿主饮食模式。新近有研究发现，肠道菌群可以通过迷走神经影响其宿主的进食模式。迷走神经是一条从脑延伸到肠道的神经，肠道微生物群喜欢和它"戏耍"。肠道菌群操控宿主的饮食模式是为了生存和繁殖，也可以限制在同一乾坤世界里的竞争对手。肠道是这些细菌的战场，操纵宿主的脑以使其摄取特定的食物是它们的主要武器。有时候它们甚至会令宿主吃下有害的食物而危及宿主的安全。研究已经发现，一种细菌凭借对脑的操控杀光了其他细菌，导致肠道菌群多样性降低，宿主更容易肥胖。

五、"忠言逆耳"

针对肠道菌群对肠道外功能及疾病影响的研究，似乎拓宽了新视野，展开了新的研究领域，为疾病的解释和治疗开辟了新路径。就连如 *Science*、*Cell* 这类顶尖学术期刊也发表了不少有影响力的文章。当然，许多跟风的刊物也闻风而动。数量多了，难免变得"俗气"，形成"套路"。经常听到一个调侃，所谓"机制不明，肠道菌群"。梳理一下近年来肠道菌群研究变得泛滥俗气的现状，主要有几个逻辑上的问题：①到处都可以发现肠道菌群的作用，不管是直接作用还是间接作用，有些甚至是看起来有些荒诞的作用，没有机制解释，反正肠道菌群谱有变化，反正"粪菌移植"起作用是"事实"。这样的研究容易做、文章好发、低风险。"优势"固然明显，但会使得科学研究日益"低俗"。②或许有人对上一条批评点评不服气，不是也有人研究过肠道菌可以通过短链脂肪酸对肠道外器官发生影响吗？就算如此，短链脂肪酸能解释众多器官组织的多样性异质性功能改变吗？至少应该对短链脂肪酸的"谱"变化特征与相应功能改变进行对比，然后在单分子或谱的水平寻找直接的因果证据。仅靠"生信"或大数据不能令人信服。③如前所述，肠道菌群的组成明显受到宿主饮食内容或食物理化性质的影响。宿主的饮食是多变的，有理由相信肠道菌群是稳定的吗？那么，对肠道菌群的检测或干预的意义显然就被高估了。④用易变的肠道菌群解释慢性的、变化缓慢的"相关"疾病，逻辑上不能自洽，更何况"粪菌移植"的作用。

　　并非要否定肠道菌群的研究意义和价值，肠道菌群和肠道微生态是应该重视的科学问题。但我们须避免把它置于不适当的位置，避免使它变得"俗气"。凭借人类的理性思维和逻辑，深刻地挖掘科学问题，还肠道微生态一个朗朗乾坤。

满身披挂纳米药

20多年前第一次听到纳米科技这个词，倍感新奇。在微电子领域，纳米尺度上表现出许多神奇的现象。此后不久，纳米一词迅即风靡全球。有可以吃的"纳米"食物、纳米衣服、纳米洗衣机……不一而足，有些超出我的知识所能理解的范畴。再之后，我参加了一项关于纳米药物的国家级科研项目的研究，并参与了科技部的项目答辩。看到纳米科技很快在医学生命科学领域掀起一阵旋风热浪，我想考究一下纳米材料进入人体后的生物相容性和安全性问题，于是就身不由己地进入了这个研究队伍。这个项目是要研制一个治疗肿瘤的纳米药物，用羟磷灰石制成纳米级颗粒载体，搭载抗肿瘤化疗药（环磷酰胺）。我们还试图做到靶向、控释等设计，可谓满身披挂。并且还雄心勃勃地期望将来做出纳米机器人，跑到肿瘤部位像愚公移山那样一点一点把肿瘤挖掉。我们拿到了这个项目，当然也完成了结题，然而最后我也没有看到我们预期的药物。我的兴趣低落下来，以后没有再去做纳米的研究课题，可是我一直不断遇到纳米药物研究的项目申请和论文的审稿。人们的兴趣一直有增无减，许多有成就的科研人员一直在做纳米药物研究。这些研究有一个令人烦恼的共性，基于一些共识的理论制造纳米药物，换一个药物或换一个载体或载体性状就是"创新"，你难以明确指出其错误在哪里，但你就是觉得无趣和乏味，不爽。为什么会这样？需要认真思考。

一、纳米药物和纳米载体

（一）纳米药物

纳米药物是利用纳米制备技术将药物制成具有纳米尺度的颗粒，或者用适当的载体材料与原料药结合形成具有纳米尺度的颗粒及其最终制成的药物制剂。其活性成分或载体粒子的尺寸是纳米药物的首要特征，也是药物所呈现纳米效应的重要基础。纳米药物的最终产品或载体材料的外部尺寸、内部结构或表面结构具有纳米尺度（一般在 100 nm 以下），或最终产品或载体材料的粒径在 1000 nm 以下，且具有明显的尺度效应。大量的数据表

25 满身披挂纳米药

明，当药物颗粒的粒径为 10 ~ 1000 nm 时，纳米药物的理化性质、药效动力学、药代动力学特征与常规制剂有明显差异。

纳米药物的生物效应基础当然主要是所载药物本身的作用，而显示纳米尺度效应主要是纳米药物或与载体材料构成的最终产品的粒径。因此，纳米药物的核心是药物的纳米化技术，包括药物的直接纳米化和纳米载药系统。通过纳米沉淀技术或超细粉碎技术直接制备纳米药物颗粒，或者通过将药物溶解、分散、包裹、吸附、耦联等方式与载体结合成为纳米分散体。纳米化后的药物，其物理化学性质和生物学特性等发生改变，从而影响药物的吸收、分布、代谢和排泄，最终达到增强药物疗效、降低药物不良反应等目的。

由于颗粒的纳米级，纳米药物可以直接与靶细胞或病变细胞发生内吞作用，从而提高药物进入细胞的转运效率。纳米药物基本分为两大类：药物纳米化、纳米药物载体。

药物纳米化指的是采用特定制备方法直接将原料药物加工成纳米尺度的颗粒，然后再制成适用于不同给药途径的不同剂型。其中，常以药物活性物质为原料，或通过研磨或均质方法，将难溶的大颗粒药物分散成小颗粒；或将难溶性药物溶解于良溶剂后与其不良溶剂混合，通过适当方法控制析出颗粒的大小和分布，常见的纳米化的药物为纳米混悬液。纳米化药物的优势在于其粒子小、比表面积大，可促进溶出，提高生物利用度。同时，载药量大，适合大剂量给药，高载药量又可减少给药体积，对只能小体积给药的肌内注射和眼部给药尤其有用。

（二）纳米药物载体

纳米药物载体则是以天然或合成的高分子聚合物、脂质材料、蛋白类大分子、无机材料等作为药物递送的载体材料，基于特定的制备工艺，将原料药包载、分散、非共价或共价结合的方式与纳米载体结合形成的具有纳米尺度的颗粒。主要分为4类：①基于脂质体的纳米颗粒，利用类似细胞膜基本骨架的磷脂双分子层形成球状载体，直径为25~1000 nm。优点是既可以包载水溶性药物又可以包载脂溶性药物、具有可修饰性、增强药物靶向性、延长药物作用时间、提高药物稳定性、有助于克服多药耐药性、降低药物不良反应等；缺点是不稳定而易水解、易发生自动氧化而导致膜的流动性降低和药物渗漏，聚集沉淀后产生毒性。②聚合物纳米颗粒，包括纳米囊和纳米球。纳米囊属于膜壳型，将药物包裹在载体内部，聚合物外壳可增加所负载蛋白质和核酸的稳定性，使其免受蛋白酶和核酸酶的降解。可以通过筛选不同功能单体或交联剂来调控纳米胶囊的性质，如表面电荷、长循环性和可降解性等。直径约 30 nm 的纳米胶囊有利于延长血液循环时间。其不足之处在于包封率与载药量低，对缓释系统内药物的不同释放程度和速度的研究不充分。纳米球则是将药物吸附或耦联在纳米球表面或溶解、包封在实心球中。所使用的聚合物具有高度的生物相容性和降解性，通过对聚合物的修饰来降低蛋白质的非特异性吸附，进而增强血液长循环。其不足是单分散性不好，制备过程中使用有机溶剂可能带来毒性。③无机纳米颗粒，是一类具有多种形态、粒径为 1~100 nm 的纳米粒，不仅可以进行表面修饰，还可通过诸如静电作用、疏水作用、基团的共价键等不同方式与药物分子结合。目前有碳纳米材料（氧化石墨烯）、金纳米粒、磁性纳米粒、二氧化硅纳米粒、钙纳米材料、半导体材料组成的量子点等。其优势为合成简单、具有较高的比表面积、表面可修饰、有良好的生物相容性、具有光热和光动力效应、与各种配体和生物分子可以较好兼容、具有不同药物装载的尺度、有良好的荧光特性等。其劣势在于体内清除率低、可能存在长期的潜在毒性、诱导细胞毒性。④天然纳米颗粒，是生物体内天然存在的"纳米材料"，比如抗体、细胞膜、DNA 等，可以作为药物的纳米载体。纳米抗体是天然的缺失轻链的抗体，缺失轻链及 CH1 区，只包含一个重链可变区和两个常规的 CH2、

CH3 区。其分子小，可穿过血脑屏障；具有抗原结合能力；能够结合多个靶标，如抗体、分子或药物。含有肿瘤抗原信息的肿瘤细胞膜和含有佐剂信息的细菌细胞膜可以作为载体，包裹于聚合物纳米颗粒表面，发挥靶向导航作用。通过合理设计和生产 DNA 纳米结构，对其大小、形状和空间进行准确的控制。利用 DNA 折纸技术来构建一个能够克服药物运送不确定的 DNA 纳米机器人，它可以控制药物的释放，直到与标志物相互作用而触发。

二、纳米药物的科学基础

纳米药物或纳米药物载体制备已经有较为成熟的技术标准和工艺规范，但我们解释纳米药物优越于传统药物制剂的理论基础尚需坚实的论证。

首先，当药物颗粒达到纳米尺度时，为什么会表现出不寻常的理化性质？并且呈现异于常态的药效和药代动力学？我们知道，药物的作用也是遵循基本的化学定律的。一般化学反应都是分子层面的运动和物质相互作用，物质在溶液中充分溶解成单分子形态更有利于化学反应。一般药物进入血液循环后应该呈单分子状态，分子颗粒的粒径应该远小于纳米药物颗粒，其在溶液中的扩散速度应该更快，通过生物膜的转运效率应该更高。所以，纳米颗粒在理论上不可能比单分子药物有更好的药效或更高效率的代谢动力学。

其次，充当纳米药物载体的材料毕竟有些是非天然材料，大剂量进入人体后，即便没有显示急性、剧烈的毒性作用，其降解、转化、排泄等过程势必增加器官的功能负荷。目前还不能确定长时间、大剂量的纳米材料输入对器官组织的远期影响。

看来，纳米药物研究更需要加大基础性研究的投入。

26 "行色匆匆"外泌体

　　对我而言，"外泌体"还是几年前才知道的新事物。查阅一下文献才知道，"外泌体"一词的出现已经过了近40年，可见我的孤陋寡闻和学识贫乏。从另一方面想，外泌体坐了这么多年的冷板凳，一定存在某种原因。当然，现在外泌体不期然地热闹起来，也一定有其理由。据说外泌体在肿瘤的发展、诸多生理和病理功能的调节中有重要意义。而且，外泌体在临床标志物筛选、疾病诊断、药物输送等领域有广泛的应用前景。因此，最近几年，相关研究课题和研究论文迅速增加，几乎又成为新的"时尚"。一些平常老成持重的研究者也有些"沉不住气"了，设计科研课题时也想"套"一下外泌体，以提升一下项目申请的新成色。

一、外泌体是一种运载工具

外泌体指的是一种包含复杂 RNA 和蛋白质的小膜泡，大小为 30~150 nm，现今，其特指直径为 40~100 nm 的盘状囊泡。1983 年，在绵羊网织红细胞中首次发现外泌体；1987 年，Johnstone 将其命名为"exosome"，亦即我们现在所称的外泌体。多种细胞在正常及病理状态下均可分泌外泌体。其主要来源于细胞内溶酶体微粒内陷形成的多囊泡体，经多囊泡体外膜与细胞膜融合后释放到胞外基质中。在体外培养状态，几乎所有的细胞类型均可分泌外泌体，分泌到细胞外面的外泌体可天然存在于多种体液中，包括血液、唾液、尿液、脑脊液和乳汁中。

外泌体囊泡内容物包括丰富的胆固醇和鞘磷脂、蛋白质、mRNA 和 microRNA。被靶细胞捕获的外泌体中的 mRNA 可以在靶细胞胞浆中被翻译成蛋白质。同样，外泌体中的 microRNA 在进入靶细胞后可以靶向调节细胞中 mRNA 的水平。这一发现使得研究人员对外泌体的研究热情激增，目前已经有数百项研究发现了 4 万多种蛋白质、近 3000 种 microRNA 和 3000 多种 mRNA。在外泌体中常见到的一种蛋白质是 RAB 蛋白，属于鸟苷酸三磷酸酶家族，可调节外泌体膜与受体细胞的融合。现有大量的研究发现外泌体中含有 40 种 RAB 蛋白。除了 RAB 蛋白，外泌体中富含具有外泌体膜交换以及融合作用的膜联蛋白。外泌体膜上富含参与外泌体运输的跨膜蛋白超家族、热休克蛋白家族，以及一些细胞特异性的蛋白包括 A33（结肠上皮细胞来源）、MHC-Ⅱ（抗原提呈细胞来源）、CD86（抗原提呈细胞来源）以及乳凝集素（不成熟的树突状细胞），可作为外泌体来源的标志物。其他一些外泌体中的蛋白包括多种的代谢类的酶、抗氧化蛋白、亲环素、核糖体蛋白、信号转导因子、人类红细胞膜整合蛋白、黏附分子（如整合素）、细胞骨架蛋白以及泛素等。可见，外泌体的内含物是异质性的混合物。不同细胞来源的外泌体内含物组成不同，同一细胞在不同功能状态或时间产生的外泌体内含物组成也不同。

二、外泌体的非特异性功效

最初，外泌体被认为是细胞排泄废物的一种方式。大量对其生物来源、物质构成及运输、细胞间信号的传导以及在体液中的分布的研究发现，外泌体具有多种多样的功能。外泌体的功能取决于其所来源的细胞类型，可参与机体免疫应答、抗原提呈、细胞迁移、细胞分化、肿瘤侵袭等。有研究表明，肿瘤来源的外泌体参与肿瘤细胞与基底细胞的遗传信息的交换，从而导致大量新生血管的生成，促进了肿瘤的生长与侵袭。外泌体来源于多种细胞，包括内皮细胞、免疫细胞、血小板、平滑肌细胞等。当外泌体被受体细胞或靶细胞捕获时，其携带的蛋白质、核酸、脂类调节受体细胞的生物学活性。外泌体调节靶细胞的机制主要通过 3 种方式：一是外泌体膜蛋白可以与靶细胞膜蛋白结合，进而激活靶细胞的胞内信号通路；二是外泌体膜蛋白在基质中被蛋白酶剪切，剪切的碎片充当配体与靶细胞膜上的受体结合，从而激活细胞内的信号通路；三是外泌体膜与靶细胞膜直接融合，非选择性地将其所含的蛋白质、mRNA 以及 microRNA 等内含物释放到靶细胞内。

三、外泌体呈现的"俗"和"雅"

尽管外泌体研究倍显活跃，项目申请数量和论文产出数量日益增多，但大部分还"拥挤"在下游低端。涉及外泌体内含物选择性包装，外泌体释放方式和触发信号，外泌体靶向投送、识别和捕获等机制尚未被证实。外泌体仅仅被当作"运载工具"，人们热衷于描述运载工具的大小形状，对运载内容如何选择的兴趣并不热切。将外泌体作为应用工具，只要证明某一疾病或病理过程中存在外泌体，就认为外泌体是疾病的"主要嫌疑人"。在整个研究过程中将"黑箱方法"贯穿始终。

从平庸中发掘出精彩和雅致，可以获得极大的快乐和满足，是一种追求、一种情操、一种品味。关于外泌体，我们能挖掘什么呢？第一，与其他的细胞间物质输送形式比较，外泌体有什么特殊的意义？或者说，外泌体有无其他运送形式不能替代的优势？第二，细胞释放外泌体是无意识的随机活动，还是具有明确的动机或存在预期目标？如果说肿瘤细胞释放外泌体是为肿瘤细胞生长、转移创造有利条件，那么其他种类的细胞，尤其是正常构造类组织细胞的预期目标是什么？第三，外泌体的内含物必须能够实现分泌细胞的预期目标，如何筛选需要的物质充当内含物，还要尽可能避免不必要的"杂质"的干扰和污染？如果外泌体中的内含物物质不纯，杂质太多，就实现不了外泌体的通信作用和调节作用。第四，不同的细胞种类或细胞不同的功能状态与内含物种类或含量（外泌体内含物谱）的对应关系，将内含物与疾病的"黑箱"转变为"白箱"。第五，靶细胞对外泌体是被动接受还是主动捕获？可以拒绝吗？外泌体内多种内含物的混合体对靶细胞的功能是否可能存在相互矛盾？同一个细胞有可能成为多个不同来源的外泌体的靶细胞，其最后能否有所适从？

外泌体从四处汹汹而来，又向四方浩荡而去，行色匆匆。为何而来？又为何而去？

27　华丽的单细胞测序

近年，单细胞测序技术在业界迅速"蹿红"。在做研究论文或写作项目申请时，用上单细胞测序，犹如贴上了"贵族"的标签，由此使得论文的发表或项目的批准的成功率极大地增加。诚然，当前单细胞测序的昂贵价格也确实配得上"贵族"称号，使用者"非富即贵"，非一般人能够"玩得起"。出于酸葡萄心理，我在想，如果我不惜"倾家荡产"也去追赶这个时尚，它能带给我什么？或者说，我的研究在什么地方非它不可？

一、单细胞测序的"锋利"

单细胞测序瞄准的是单个细胞的遗传信息，包括DNA 和 RNA，甚至还可反映甲基化修饰等表观遗传情况。提出单细胞测序这一技术策略，是基于细胞的非均一性或

热点·平庸·精彩——医学研究热点辨识

异质性的认识。每一个细胞都是有"个性"的，都是与众不同的。在无数个看似面孔差不多的细胞中找出那个与众不同的、有"个性"的细胞，可能对更精确地认识生命现象和疾病机制有所帮助。不像我们传统的测序或 Western Blot 那样处理混合样本时的粗野，单细胞测序则显得精致和儒雅。"众里寻他千百度，蓦然回首，那人却在，灯火阑珊处"，美好的意境，丰富的成就感。可是怎样才能在芸芸众生中发现那个有"个性"的细胞的身影呢？

简单地说，单细胞测序技术以单个细胞作为对象，通过对单个细胞遗传物质均匀扩增，标记建库后进行测序，最后对单个细胞基因组或转录组展开数据分析，其技术原理主要包括单细胞分离、扩增测序和数据分析 3 个方面。单细胞分离主要包括荧光激活细胞分选法以及微流控分选法等。制备一种凝胶微珠，在其上种上特定的 DNA 片段，DNA 片段由 Barcode、UMI、PolyT 3 个部分组成。这个 DNA 片段的作用是为每一个与凝胶微珠结合的细胞佩戴一个独一无二的标签，经扩增后仍然与这个细胞产生并被扩增的文库联系在一起。细胞文库的测序结果通过这个 DNA 片段标签确定基因的变化是发生在哪一个具体的细胞内，也即找出那个有"个性"的细胞。可以感觉到，单细胞测序技术的构思非常巧妙、流程复杂、数据分析手段先进，堪称华丽。如此华丽的技术，我们在什么地方可以用到或必须用到？

　　如果是定性研究，譬如在样品中找到突变的单个癌细胞或找到特殊的致病病原体，就可以做出诊断或风险预警，可谓"一锤定音"。如果按照传统的混合样品进行混检，经扩增后也有可能检出目标序列。但由于混杂物质的干扰，检出的灵敏度可能不如单细胞测序。当然单细胞测序也存在通量受限的制约，这里就需要考虑性价比的问题。

二、单细胞测序的合理使用

　　将单细胞测序技术应用到大量的定量研究时，会遇到一个类似哲学层面的问题，即微观层次的随机性和宏观层次的确定性之间的关系。正如前述，人体内甚至宇宙中不存在两个完全相同的细胞。单个细胞的异质性，某种意义上就像一种随机性。发现单个细胞的变异，就像看到在空气中的灰尘颗粒或溶液中单个分子的布朗运动。在生命科学，我们其实并不那么热心去关注单个细胞的个别行为，我们关心的是通过单细胞行为解释生命整体的变化及其规律。建立微观随机现象与宏观确定性规律的联系工具是基于大数定理的统计学，来自无数个细胞的统计学规律表现出来宏观层面的确定性和因果规律，单细胞无法做到。传统的核酸、蛋白质检测恰恰反映许多细胞的统计学平均参数，而单细胞测序揭示的可能仅仅是偶然现象。哪一种方法更实用、哪一种方法得出的结论更可靠？不难比较。

例如，要研究在哮喘气道重塑机制中上皮细胞内DNA甲基化或转录谱的情况，单细胞测序可能给出一大堆数据，得出一些让您不理解的结论。造成您由此发生困惑的原因来自单细胞测序的过于微观。其实，此情此景下，您不需要太微观。

28 血管生成何须"拟态"

有个印象，生命科学和医学研究的许多热点都出自肿瘤研究领域。血管拟态就是从肿瘤的研究中发现并作为概念提出的。面对肿瘤实体的持续生长，人们自然能够想到支撑其生长需要充足的血液供应，如果阻断肿瘤的血液供应，断其粮草，就可以将肿瘤细胞"饿死"。然而根据经典血管生成理论设计的血管生成抑制剂并不能收到预期的理想疗效。于是，一些肿瘤组织"进化"出一种不同于经典机制的血管生成方式被发现，提出了血管拟态的概念。血管拟态概念一经提出，很快引起肿瘤研究者们的极大兴趣，除了在血管拟态概念的发源地——侵袭性葡萄膜黑色素瘤获得深入研究，在其他许多肿瘤如乳腺癌、肺癌等领域也很快展开，成为新的研究热点。在近年国家自然科学基金申请的项目中，尽管关于血管拟态的"本子"①并不算多，且一般都在面上项目和青年基金项目居多，但是每年均有项目获得批准，证明其有成为主战场的潜力。血管拟态的研究一般依托于肿瘤复发、转移及生物治疗等学科，确实具有成果转化的潜力，在肿瘤微环境中应该可以占据一席之地。

一、血管生成的"传统"和"非传统"方式

正常组织器官中的血管生长依赖于血管内皮细胞的增殖和迁移。在胚胎发生过程中，内皮细胞可侵入新生器官，产生诱导信号而促进器官发生。内皮细胞不仅形成输送氧气的管道，而且还建立器官特异性血管壁龛，产生旁分泌因子来刺激器官发生。血管生成理论认为，当实体肿瘤直径大于 2 mm 时需要诱导生成新的血管来获取血供，否则肿瘤就会因为缺血缺氧发生坏死。迄今为止，已经发现并报道的肿瘤血管生成方式有内皮依赖性血管、血管生成拟态、马赛克血管 3 种。

---

① 注：项目申请书。

(一) 内皮依赖性血管

内皮依赖性血管是由内皮细胞化生的血管，即由分化成熟的内皮细胞形成完整的血管内壁，肿瘤细胞不参与血管壁构成。血管生成的方式包括出芽式血管生成和套入式血管生成。出芽式血管生成是指在原有微血管的基础上通过"芽生"的方式形成的新生毛细血管。肿瘤血管生成涉及多种因子和细胞，其基本步骤包括：①促血管生成因子活性上调导致内皮细胞增殖；②局部高活性的基质金属蛋白酶、组织纤溶酶原激活物等多种水解酶使基底膜及细胞外基质降解、重塑；③内皮细胞侵入周围组织的基质，发生增殖和迁移；④血管内皮细胞生长因子受体表达升高，促进内皮细胞的外形重塑并形成管腔结构；⑤通过内皮细胞与周围支持细胞（如平滑肌细胞、成纤维细胞）等的相互作用而完成血管的形成。套入式血管生成不以大范围内皮细胞增殖、基底膜降解以及侵袭周围组织为基础，而是通过在已有的血管腔内形成大量跨血管组织的微柱，使毛细血管在自身基础上扩张。据微柱出现的位置及时间、频率不同，存在套入式微血管生长、套入式树枝状分支及套入式分支重塑等不同方式。套入式微血管形成使毛细血管快速增长；套入式树枝状分支形成小动脉和小静脉，而远端新出现的微柱则形成未来血管的延伸部分；套入式分支重塑使血管网扩增并为适应血液供应的需要而进行血管重塑。

（二）血管生成拟态

1999年，Maniotis等根据对眼葡萄膜恶性黑色素瘤微循环的研究，发现了一种与传统的肿瘤血管生成途径完全不同的、不依赖内皮细胞的、全新的肿瘤细胞的血液供应方式，即恶性黑色素瘤细胞通过自身变形和与细胞外基质相互作用，模拟血管壁结构，形成可输送血液的管道系统，并且可与宿主血管相连通使肿瘤获得血液供应，从而重塑肿瘤的微循环，命名为"血管生成拟态"。具有血管生成拟态的肿瘤恶性程度高、生长迅速、转移率高、易发生血道转移，可能与血管无内皮细胞衬覆、肿瘤直接与血液接触有关。由于缺乏内皮细胞的屏障作用，肿瘤细胞释放蛋白水解酶直接降解拟态管道内的基质，并且由于与宿主血管连通，使得肿瘤极易侵袭和转移。

（三）马赛克血管

肿瘤组织的血管内壁由内皮细胞和肿瘤细胞相间排列，形成马赛克样的图案，故由此命名。马赛克血管形成的机制可能有3种：①部分内皮细胞脱落后使得肿瘤细胞暴露于管腔面；②一些内皮细胞在肿瘤的演进过程中丢失了免疫标记，免疫组化实验中不显色而成为隐性细胞，造成上皮细胞缺失的假象；③肿瘤细胞直接浸润到血管壁上，与内皮细胞一起构成管壁的表面。有人推测，马赛克血管可能是血管生成拟态和内皮依赖性血管之间的一种过渡形式，由肿瘤细胞构成的血管生成拟态随着肿瘤组织中内皮细胞的不断分裂增殖，部分肿瘤细胞逐渐被内皮细胞所代替，形成马赛克血管。

二、血管生成拟态的地位

因此，血管生成拟态有可能是一种临时过渡的状态。刺激或诱导血管拟态或血管生长的因素主要是缺氧、缺血，应激和炎症可能也有刺激血管拟态生成作用。在不同的肿瘤中都发现 *SERPINE2 和 SLPI* 这两个基因与血管拟态的生成有关。虽然推测出这两个基因的产物都是分泌蛋白，可能具有潜在的靶向作用，但其靶向所指或具体功能却暂时未知。血管生成拟态涉及基质溶解和重塑、细胞迁移和重排等过程，有许多生长因子及信号分子参与调节，因此潜在的干预靶点也较多。比如，血管内皮生长因子家族、血小板源性生长因子家族、TGFβ 信号、成纤维细胞生长因子超家族、ANG-TIE 系统、NOTCH 和 WNT 信号通路、整合素和基质金属蛋白酶、连接分子、趋化因子和 G 蛋白耦联受体等，都参与血管或血管拟态生成。

血管生成拟态的意义自然是作为还未来得及生成的"真"血管的替代（或许是临时替代）以改善局部血液供应。在肿瘤组织中，血管生成拟态还有助于肿瘤细胞的转移和扩散。由于血管拟态中缺少内皮细胞，使得单核细胞、粒系白细胞、血小板等骨髓来源的细胞更容易被募集于此，有利于肿瘤的生长。

当前，肿瘤血管生成拟态的研究主要围绕：①各种肿瘤形成血管拟态的能力与其恶性程度或转移扩散力之间的相关性；②血管拟态生成的调控机制，包括调控基因、特异标志物、生长因子、生长因子受体及其信号通路和信号分子的作用；③血管拟态与各类细胞的相互作用（包括各类白细胞）。关于血管拟态的科学研究，我们还可以提出什么新的科学问题或找到新的有意义的切入点？

首先，血管拟态是否是一种生理现象？或者为某些肿瘤所独有？现在有证据表明，并非所有的肿瘤都能形成血管拟态。那么，形成血管拟态究竟需要什么样的条件和资质？正如前文所暗示，血管拟态只是血管生长的初期现象，之后可自动过渡到有完整内皮的血管。血管拟态不可能长期维持，更不可能成为主流供血管道。

其次，目前研究了那么多的生长因子、信号通路和信号分子参与血管拟态，呈现冗杂纷乱的景象，需要一个逻辑和条理。是所有的生长因子都在同一个肿瘤的血管拟态中出现？还是不同的肿瘤由不同的生长因子调控？笔者猜想，不同空间部位的肿瘤处在不同的时间或发育阶段，参与的生长因子及信号通路有不同的权重，也会形成特征性的谱。

还有一个疑问，血管拟态中没有形成完整的血管内皮，且组织细胞直接暴露于血浆，必然激活血液凝固系统。而事实上没有发生血液凝固，提示存在我们没有发现的抗凝机制。另外，现有的研究能提供通过血管拟态回到静脉系统的完整的局部微循环的直接证据吗？

29　脂肪细胞功过谁评说

　　脂肪是构成生命体不可或缺的物质基础之一。白色脂肪组织占正常成人体重的 15%～20%，以甘油三酯的形式储存于约 300 亿个脂肪细胞中，每千克体重能释放 7000 kcal① 的热量，是人体重要的能量储存库。然而，随着社会发展和人类食物供给的丰富，人体能量"过剩"引发疾病谱的深刻变化，肥胖及其相关疾病成为对健康的重大威胁。因此，脂肪和脂肪细胞遭受全世界医学研究的空前"围攻"，无论是临床研究还是基础研究，都在"控诉"脂肪和脂肪细胞的"斑斑罪行"。毫无疑问，脂肪细胞也成为热点话题。

---

① 注：1 kcal≈4.184 kJ。

一、脂肪细胞的分类及功能

人体内的脂肪细胞有白色脂肪细胞和褐色脂肪细胞两大类，两类脂肪细胞在形态、功能和来源方面都有很大的差异。

（1）白色脂肪细胞。成人体内的脂肪组织一般由白色脂肪细胞构成。白色脂肪组织在幼儿期大量增殖，到青春期数量达到巅峰，此后数量一般不再增加。成人出现脂肪增多或肥胖，并非脂肪细胞数量的增加，而是细胞内脂肪滴的增大使得单个脂肪细胞体积的增大所致。白色脂肪细胞内含有大量富含脂肪的小泡，称为脂质泡，富含光面内质网。白色脂肪细胞形态为单泡脂肪细胞，即在一个白色脂肪细胞内，90%的细胞体积被脂滴占据，把细胞质挤到细胞的边缘，形成"圆环"样细胞质；并且细胞核也被挤扁、挤平，呈"半月"形。细胞质内的细胞器比较少，细胞中心的脂滴95%的成分都是甘油三酯，也包含一些游离脂肪酸、磷脂和胆固醇。不同人种、不同性别和不同地理环境下，白色脂肪细胞的体积可以呈现很大的差异，小至 20 μm 而大可以到 200 μm，视细胞内储存的脂肪多少而定。

提示：白色脂肪细胞具有比较大的储存脂肪的能力，

为了储存足够的脂质，脂肪细胞的体积最多能够增加1000倍。

（2）褐色脂肪细胞。在人体内，褐色脂肪细胞主要存在于肩胛骨间、颈背部、腋窝、纵隔及肾脏周围，形成褐色脂肪，作用是将脂质分解产热，调节体内脂质比例。褐色脂肪细胞属于多泡脂肪细胞，其细胞内散在许多小脂滴，线粒体大而丰富，核呈圆形，位于细胞中央。在成人中，只有零星的、单个的褐色脂肪细胞散布在白色脂肪组织中，但在特殊条件下可以产生褐色脂肪组织。女性、居住于寒冷地区的人群以及运动较多的人群含有较多的褐色脂肪，冬泳的方式可诱导出一定的褐色脂肪，可能是因为人体在寒冷的水中需要保存体温。褐色脂肪组织的作用是产生热量，褐色脂肪组织代谢率非常高。在哺乳动物新生幼崽、冬眠动物和啮齿类动物中，褐色脂肪组织不仅在寒冷的环境中用来维持体温稳定，当它们进食过多时，褐色脂肪组织也可以将进食过多而多摄入体内的这部分能量，直接转化为热量，从皮肤表面散发。与白色脂肪细胞储存能量的作用相反，褐色脂肪细胞的作用是消耗能量。可见，在令人厌恶的脂肪细胞中也有不令人厌恶的"另类"。

二、脂肪细胞的调控及内分泌作用

人体内脂肪的消化、吸收、合成和代谢为一般人所熟悉。脂肪作为能量储备，最终目的是分解。脂肪分解的关键步骤是脂肪酶的作用。在人体内，脂肪分解受到空间和时间的调控，即分解什么部位的脂肪和什么时间启动脂肪分解。不同部位的脂肪组织对脂肪酶的敏感性表现差异，如大家熟悉的肾上腺皮质功能亢进时的"向心性肥胖"就是由四肢部位的脂肪组织对脂肪酶的敏感性高于头颈躯干部位脂肪组织所致。不同部位脂肪组织对脂肪酶敏感性差异的机制尚不十分清楚。什么时间启动脂肪酶的活性可能受到游离的脂肪酸和甘油水平的调控。这些都是当前研究脂质代谢所要关注的问题。研究脂质代谢的另一个热点是血浆脂质转运和转运体的研究。低密度脂蛋白在多种代谢相关疾病、血管氧化性损伤、动脉粥样硬化等疾病的发展中可谓"臭名昭著"，是各种降脂药物作用的靶点。

储存脂肪的白色脂肪细胞胖乎乎、肥嘟嘟的外观看起来"脑满肠肥"，却不要想当然地把它当成"脂囊饭袋"。脂肪细胞居然还有活跃的内分泌作用。脂肪细胞产生并分泌的瘦素、脂联素、抵抗素参与广泛的生理和病理过程，还有一些其他的脂肪细胞因子可能参与炎症过程。因此，许多人把脂肪细胞视为炎症相关细胞，把肥胖视为一种炎症状态。瘦素是较早在脂肪细胞中发现的蛋白质活性分子，可以降低脂肪沉积。脂联素是脂肪细胞分泌最多的蛋白激素，可通过肝和骨骼肌细胞中存在的受体，促进糖吸收和抑制肝糖的输出，刺激脂肪的氧化利用，直接改善糖脂代谢。脂联素还具有抗炎、抗氧化损伤等保护作用，可改善动脉粥样硬化和胰岛素抵抗。胰岛素增敏剂可促进脂联素生成。脂肪细胞还具肾素-血管紧张素系统（renin-angiotensin system，RAS）活性，产生的 RAS 肽能调节脂肪细胞的分化与生长，还可作用于血管及远隔器官，调节血压及肥胖个体的心血管应答，可能与肥胖相关的高血压的发生发展有关。脂肪组织还是循环中 PAI21 增加的主要来源，PAI21 可限制脂肪组织过度生长，同时也与肥胖者特有的凝血和纤溶异常有关。可见脂肪细胞可以分泌多种活性分子，参与与脂质代谢相关的多方面生理病理过程。在正常个体，脂肪细胞分泌的脂肪因子谱的整体趋势是保护性的。肥胖的发生有可能是脂肪因子谱发生了改变。

三、脂肪细胞功能认识的拓展

脂肪组织属于结缔组织，脂肪细胞属于间质细胞。在组织发生损伤时，作为间质细胞成员的脂肪细胞也可以参加损伤修复。有人在创伤修复的实验中观察到，原本该静静待着不动的脂肪细胞竟然主动奔向创口部位，堵住创口，直到创口愈合。脂肪细胞本身并没有运动装置，而是通过身体的扭动"蛇行"游走到损伤部位。至于脂肪细胞到达创伤部位以何种机制参与修复损伤，尚不清楚。看来，脂肪细胞还有一些我们尚不知道的秘密，时不时可能会有一些让我们意外或惊喜的表现。

脂肪细胞的起源一直是一个谜团。脂肪组织好比一个仓库，含有除脂肪细胞以外的许多细胞类型。不同解剖位置的脂肪细胞来源于不同的早期胚胎前体。身体不同部位的脂肪仓库之间，甚至在同一仓库内的不同脂肪细胞之间，也存在代谢差异。通过细胞分选技术可以从脂肪库中分离出脂肪干细胞和祖细胞，这些分离出来的细胞经单细胞测序鉴定出至少存在 3 个亚群：第一组 P1，表达了大量的干细胞标记；第二组 P2，表达了许多调控脂肪细胞早期形成的基因；第三组 P3，占比最小，与前两组不同，P3 细胞在细胞培养皿中诱导分化时不会形成成熟的脂肪细胞，而从分离细胞混合池中去除 P3 细胞可以提高其他细胞分化成脂肪细胞的能力，表明低丰度 P3 细胞可抑制脂肪形成。仿照 Treg 细胞的命名，P3 细胞被命名为脂肪生成调节细胞(adipogenesis-regulatory cells, Aregs)。Aregs 抑制脂肪形成的机制可能是通过旁分泌信号调节 P1、P2 两组的分化。

40 多年前，有人将成熟的脂肪细胞进行体外培养，发现这些成熟脂肪细胞内的脂滴慢慢丢失，从原本的单房圆形指环状变成成纤维细胞样的纺锤形，这种细胞便被定义为去分化的脂肪细胞。现在，利用成熟脂肪细胞比重低、在水溶液中有较高的浮力，在培养瓶中进行天花板贴壁培养，已成为培养去分化脂肪细胞的公认方式。在去分化过程中，标志着成熟脂肪细胞的一些蛋白，如脂蛋白脂酶、瘦素等，表达逐渐降低。同时，脂肪细胞分化相关的一些转录因子的表达也逐渐减低，意味着去分化的脂肪细胞有可能获得多能干细胞的潜能。去分化的脂肪细胞与脂肪来源的间充质细胞不仅形态类似，细胞表面表达相近，功能也大致相同，即均有多向分化的潜能。这些原本为单房球体的成熟脂肪细胞，去分化吐出脂滴后，变为纺锤形的去分化脂肪细胞，而这些细胞在不同的培养环境下，可以分化为不同的细胞，除了能够再次分化为成熟脂肪细胞外，还能够分化为软骨细胞、内皮细胞、骨细胞。这简直是脂肪细胞的"逆袭"！人体内的脂肪细胞，在去分化了以后，可是一个数量最为巨大的细胞库。

看起来比较古老的脂肪细胞领域，其实有许多不俗的选题。

第一，既然有白色和褐色两种脂肪细胞的存在，两种细胞是否有共同的起源？两者的分化如何控制？两种类型的脂肪细胞之间能否在一定条件下互相转换？最近有研究报道，IL-27可诱导白色脂肪细胞褐色化，这可能是未来一个很有前景的研究领域。

第二，Aregs调节脂肪干细胞的分化、控制脂肪生长，其旁分泌信号的本质及信号通路的研究具有显著的意义。

第三，Aregs的数目或功能是否因遗传或年龄出现差异，由此影响身体脂肪模式或肥胖倾向？什么是抗脂肪的信号？这些信号如何刺激Aregs产生？这些可能性也应该被探索。

第四，是否存在真正的成人脂肪干细胞，可以同时产生脂肪祖细胞和更多的脂肪干细胞？这些干细胞是否可以进一步划分为具有更多特定功能的子种群？追踪这些不同亚群的体内命运，哪些细胞将变成脂肪细胞，哪些细胞则变成脂肪支持细胞？

肌成纤维细胞是否为"刚需"

细胞外基质（extracellular matrix，ECM）的蛋白质构成及物理性质越来越引起人们的兴趣。尤其在肿瘤细胞扩散、转移的研究中，以及在器官重塑和纤维化的研究中，基质的构成、基质成分的改造、基质的物理性质、基质的降解都是主要的观察内容。但凡涉及 ECM 的合成和改造，都离不开成纤维细胞和肌成纤维细胞。肌成纤维细胞俨然成为热点和明星细胞。我的印象，肌成纤维细胞在形态上几乎与成纤维细胞没有区别，它们可能是同一种细胞，充其量不过是功能强弱的差异。随着阅读文献量的增大，我原来的印象变得不敢那么确信了。多数文献似乎在表明，肌成纤维细胞可能是细胞分化的独立的终末细胞种类。

一、肌成纤维细胞的特征和来源

肌成纤维细胞的定义是含有肌动蛋白、肌球蛋白和其他肌肉蛋白的成纤维样细胞。目前认为肌成纤维细胞主要来源有以下 3 条途径。

(一) 间质固有成纤维细胞的活化

50%左右的肌成纤维细胞来自该途径，是其最主要的来源。固有成纤维细胞活化依赖以下条件：①局部存在活化的 TGF-β1，使 Smad 2/3 磷酸化，并进入细胞核，调控相应的基因表达，重组细胞骨架成分，诱导其向肌成纤维细胞转化。②ECM 成分结构发生的相应修饰与变化。在细胞重塑过程中 ECM 发生相应修饰改变，一方面增加细胞的黏附能力；另一方面细胞外应力增加，又可以通过由 ECM 成分相连接的细胞骨架蛋白，激活细胞内的多种信号系统，进一步放大纤维化的级联反应，加速纤维化的进展。体内肌成纤维细胞的激活，可能存在多因子的相互协同。TGF-β1 单独作用时就可以诱导成纤维细胞向肌成纤维细胞转化，然而组织型纤溶酶原激活剂 tPA 却能进一步显著增强 TGF-β1 诱导的成纤维细胞活化。同时用 TGF-β1 和 tPA 还能协助 TGF-β1 促进合成 aSMA、产生 I

型胶原。除 tPA 外，可能还有多种其他分子参与 TGF-β1 的协同作用，从而促进间质固有的成纤维细胞活化。

（二）上皮—间质细胞转化（EMT）

上皮细胞向间充质细胞转分化存在于正常机体胚胎发育过程中。在胚胎 3 个胚层结构的形成中，中胚层原始间充质细胞即为上皮母细胞，通过 EMT 的方式形成。随后，中胚层的间充质细胞通过"间充质细胞向上皮细胞转化"的方式，产生次级上皮细胞。而次级上皮细胞再次通过 EMT 的方式，形成中胚层和内胚层其他结构的细胞。分化发育成熟的上皮细胞，在炎症、创伤等因素的作用下，又可通过 EMT 产生间质成纤维细胞，参与组织纤维化修复。而上皮组织来源的肿瘤细胞，也是通过 EMT 实现肿瘤细胞在体内的转移。关于上皮细胞通过 EMT 转化为成纤维细胞参与纤维化，或肿瘤细胞通过 EMT 转化实现转移，笔者认为可能是一个误解。

（三）循环中骨髓来源的纤维细胞的迁入

骨髓前体细胞是间质肌成纤维细胞的另一个重要来源，亦称为纤维细胞，约占 15%。纤维细胞最初是从循环中源于骨髓的 CD34$^+$细胞群中分离出的细胞亚群，形态接近成纤维细胞。这类细胞表面，既有淋巴细胞标记，又有间质细胞标记(如Ⅰ型胶原)。一般认为这类细胞在组织纤维化中发挥重要作用。

除上述3种途径外,近年来认为肌成纤维细胞还有其他来源,如血管内皮细胞,可通过内皮细胞向间充质细胞转分化而产生肌成纤维细胞,参与ECM的合成。血管周细胞和血管平滑肌细胞,也可被激活成为肌成纤维细胞。血管平滑肌细胞本身含有aSMA,在病理条件下即可进一步分化成为肌成纤维细胞。

二、关于肌成纤维细胞地位的讨论

从以上介绍肌成纤维细胞来源的多种途径可以看出,肌成纤维细胞不像是一类独立的分化终末细胞,主要还是成纤维细胞(无论是组织固有的还是循环中的)的一种激活形式。至少在形态上,肌成纤维细胞与成纤维细胞没有可以区别的根本特征。至于由上皮细胞或其他种类细胞通过EMT形成,目前的证据并不充分。

如果肌成纤维细胞是独立种类的分化终末细胞,其在人体内的功能意义是什么?经典的观念认为,鉴于肌成纤维细胞的活性在器官损伤后创面愈合的增殖期、改构期和成熟期最为显著,其意义就是修复损伤、重建受损组织的结构完整性。肌成纤维细胞是创面愈合和修复受损组织

的构建者，通过产生和组织胶原/ECM 形成瘢痕组织。瘢痕组织有效、快速地恢复了失去的组织结构的机械完整性，但代价是失去组织功能。由肌成纤维细胞过度或持续活动引起的纤维化疾病可导致器官功能的不可逆损失。正常的瘢痕修复可以自行终止，且在修复一段时间后对瘢痕进行改造。合成胶原和 ECM、进行基质理化性质的改造、形成修复瘢痕及对瘢痕的改造，都被认为是肌成纤维细胞的功能。然而，成纤维细胞也可以合成多种胶原和多种其他 ECM，成纤维细胞也可以参加损伤修复和参与纤维化。尽管在这些功能上可能不如肌成纤维细胞那样强大，但毕竟可以承担肌成纤维细胞的"工作任务"。这样，在功能上，肌成纤维细胞不过也只是成纤维细胞的"加强版"，并非"刚需"。还有一个疑问，肌成纤维细胞内存在的肌球蛋白和肌动蛋白是真的用来收缩运动的吗？肌球蛋白和肌动蛋白在肌细胞内需要高度有序化结构才能完成收缩，而肌成纤维细胞内却不见有类似的有序结构，不一定能够发生真正意义上的收缩。即便是肌成纤维可以发生收缩，那将产生什么样的效果？如果肌成纤维细胞收缩牵引 ECM 发生"收缩"，导致瘢痕收缩和基质变硬，则需要肌成纤维细胞保持持续的收缩张力，需要持续耗能。这种现象没有见到。

图书在版编目(CIP)数据

热点·平庸·精彩：医学研究热点辨识／秦晓群
著. —长沙：中南大学出版社，2023.9
　　ISBN 978-7-5487-5459-6

　　Ⅰ．①热… Ⅱ．①秦… Ⅲ．①基础医学—研究 Ⅳ.
①R3

　　中国国家版本馆 CIP 数据核字(2023)第 128540 号

热点·平庸·精彩
——医学研究热点辨识
REDIAN · PINGYONG · JINGCAI
——YIXUE YANJIU REDIAN BIANSHI

秦晓群　著

□责任编辑	王雁芳　周　旦	
□责任印制	李月腾	
□出版发行	中南大学出版社	
	社址：长沙市麓山南路	邮编：410083
	发行科电话：0731-88876770	传真：0731-88710482
□印　　装	广东虎彩云印刷有限公司	

□开　　本	880 mm×1230 mm 1/32	□印张 7	□字数 122 千字	
□版　　次	2023 年 9 月第 1 版	□印次 2023 年 9 月第 1 次印刷		
□书　　号	ISBN 978-7-5487-5459-6			
□定　　价	68.00 元			